张发荣

川派中医药名家系列丛书

岳仁宋　胡波　主编

中国中医药出版社
·北　京·

图书在版编目（CIP）数据

川派中医药名家系列丛书. 张发荣 / 岳仁宋，胡波主编. —北京：中国中
医药出版社，2018.12

ISBN 978 – 7 – 5132 – 4999 – 7

Ⅰ. ①川…　Ⅱ. ①岳…　②胡…　Ⅲ. ①张发荣—生平事迹　②中医临床
—经验—中国—现代　Ⅳ. ① K826.2　② R249.7

中国版本图书馆 CIP 数据核字（2018）第 105438 号

中国中医药出版社出版

北京市朝阳区北三环东路 28 号易亨大厦 16 层

邮政编码　100013

传真　010-64405750

廊坊市祥丰印刷有限公司印刷

各地新华书店经销

开本 710×1000　1/16　印张 11　彩插 1　字数 191 千字

2018 年 12 月第 1 版　2018 年 12 月第 1 次印刷

书号　ISBN 978 – 7 – 5132 – 4999 – 7

定价　49.00 元

网址　www.cptcm.com

社 长 热 线　010-64405720
购 书 热 线　010-89535836
维 权 打 假　010-64405753

微信服务号　zgzyycbs
微商城网址　https://kdt.im/LIdUGr
官 方 微 博　http://e.weibo.com/cptcm
天猫旗舰店网址　https://zgzyycbs.tmall.com

如有印装质量问题请与本社出版部联系（010-64405510）

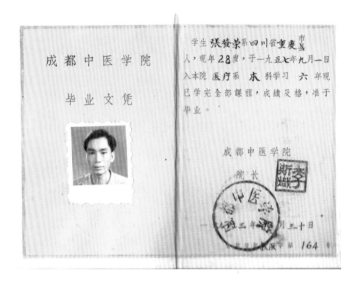

张发荣成都中医学院毕业文凭

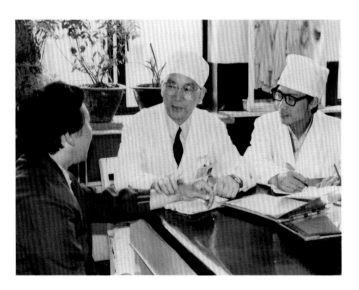

张发荣教授出诊

传承薪火正花明
医海扬帆破浪行
三代师生擂战鼓
杏林回荡凯歌声

张发荣题

2016·12·16·

张发荣题词

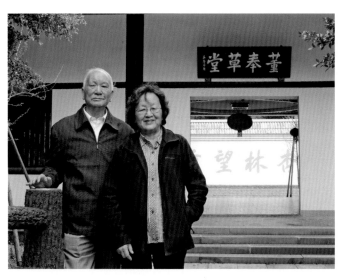

张发荣与妻子针灸学专家廖方正在董奉草堂

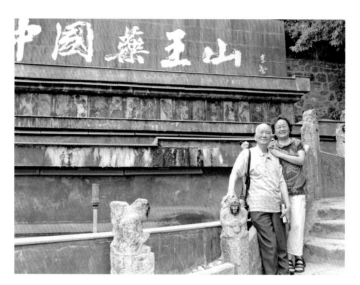

张发荣与妻子针灸学专家廖方正游览药王山

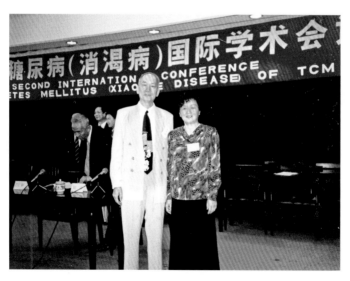

张发荣参加第二届糖尿病（消渴病）国际学术会议

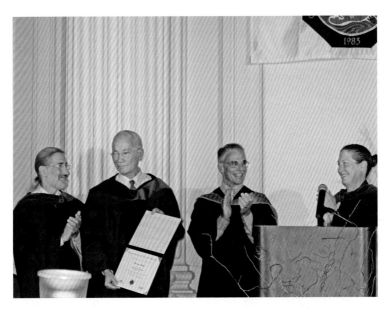

张发荣（左二）被美国俄勒冈东方医学院授予荣誉博士学位

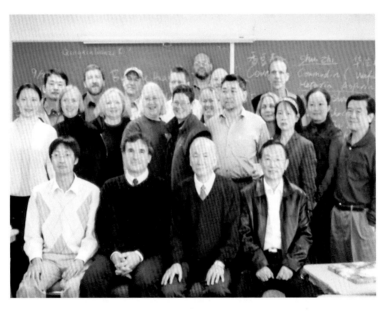

张发荣（前排右二）在国外指导中医药教学工作

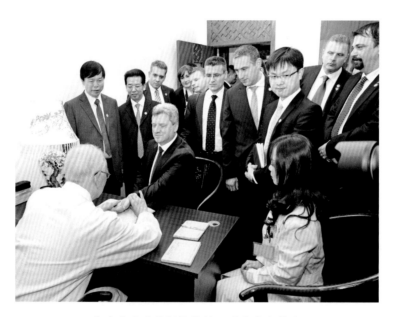

张发荣为马其顿总统伊万诺夫察色按脉

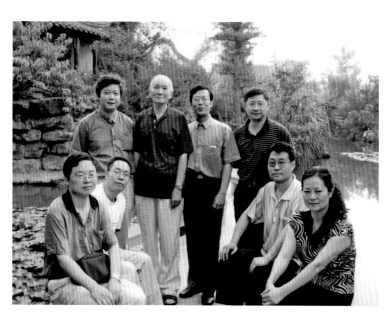

张发荣（后排左二）与弟子合影

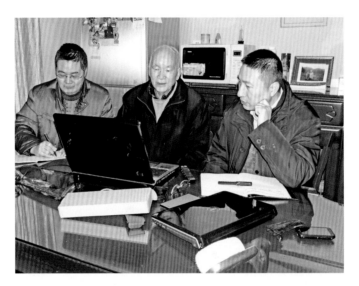

张发荣（中）与弟子研讨学术

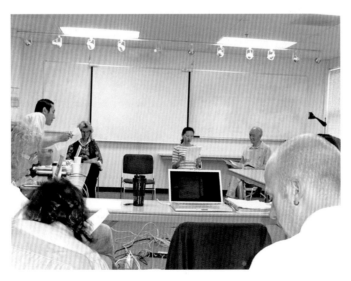

张发荣（右二）会诊病人

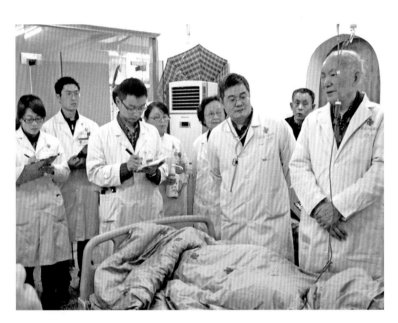

张发荣（右一）教学查房

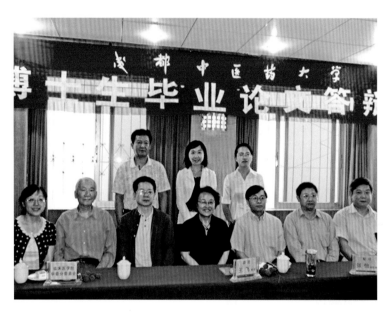

张发荣（前排左二）参加博士毕业论文答辩

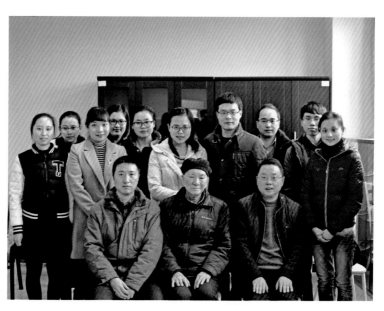

张发荣（前排左二）与本书编写成员与张老合影

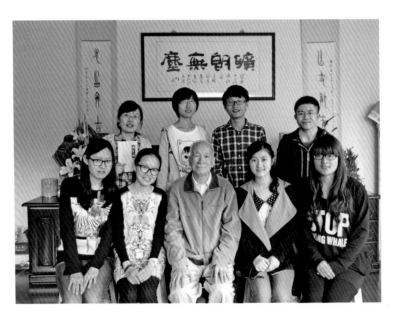

张发荣（前排左三）与青年学子在一起

总序————————加强文化建设，唱响川派中医

四川，雄居我国西南，古称巴蜀，成都平原自古就有天府之国的美誉，天府之土，沃野千里，物华天宝，人杰地灵。

四川号称"中医之乡、中药之库"，巴蜀自古出名医、产中药，据历史文献记载，自汉代至明清，见诸文献记载的四川医家有1000余人，川派中医药影响医坛2000多年，历久弥新；川产道地药材享誉国内外，业内素有"无川（药）不成方"的赞誉。

医派纷呈　源远流长

经过特殊的自然、社会、文化的长期浸润和积淀，四川历朝历代名医辈出，学术繁荣，医派纷呈，源远流长。

汉代以涪翁、程高、郭玉为代表的四川医家，奠定了古蜀针灸学派。郭玉为涪翁弟子，曾任汉代太医丞。涪翁为四川绵阳人，曾撰著《针经》，开巴蜀针灸先河，影响深远。1993年，在四川绵阳双包山汉墓出土了最早的汉代针灸经脉漆人；2013年，在成都老官山再次出土了汉代针灸漆人和920支医简，带有"心""肺"等线刻小字的人体经穴髹漆人像是我国考古史上首次发现，应是迄今

我国发现的最早、最完整的经穴人体医学模型，其精美程度令人咋舌！又一次证明了针灸学派在巴蜀的渊源和影响。

四川山清水秀，名山大川遍布。道教的发祥地青城山、鹤鸣山就坐落在成都市。青城山、鹤鸣山是中国的道教名山，是中国道教的发源地之一，自东汉以来历经2000多年，不仅传授道家的思想，道医的学术思想也因此启蒙产生。道家注重炼丹和养生，历代蜀医多受其影响，一些道家也兼行医术，如晋代蜀医李常在、李八百，宋代皇甫坦，以及明代著名医家韩懋（号飞霞道人）等，可见丹道医学在四川影响深远。

川人好美食，以麻、辣、鲜、香为特色的川菜享誉国内外。川人性喜自在休闲，养生学派也因此产生。长寿之神——彭祖，号称活了800岁，相传他经历了尧舜夏商诸朝，据《华阳国志》载，"彭祖本生蜀"，"彭祖家其彭蒙"，由此推断，彭祖不但家在彭山，而且他晚年也落叶归根于此，死后葬于彭祖山。彭祖山坐落在成都彭山县，彭祖的长寿经验在于注意养生锻炼，他是我国气功的最早创始人，他的健身法被后人写成《彭祖引导法》；他善烹饪之术，创制的"雉羹之道"被誉为"天下第一羹"，屈原在《楚辞·天问》中写道："彭铿斟雉，帝何飨？受寿永多，夫何久长？"反映了彭祖在推动我国饮食养生方面所做出的贡献。五代、北宋初年，著名的道教学者陈希夷，是四川安岳人，著有《指玄篇》《胎息诀》《观空篇》《阴真君还丹歌注》等。他注重养生，强调内丹修炼法，将黄老的清静无为思想、道教修炼方术和儒家修养、佛教禅观会归一流，被后世尊称为"睡仙""陈抟老祖"。现安岳县有保存完整的明代陈抟墓，有陈抟的《自赞铭》，这是全国独有的实物。

四川医家自古就重视中医脉学，成都老官山出土的汉代医简中就有《五色脉诊》（原有书名）一书，其余几部医简经初步整理暂定名为《敝昔医论》《脉死候》《六十病方》《病源》《经脉书》《诸病症候》《脉数》等。学者经初步考证推断极有可能为扁鹊学派已经亡佚的经典书籍。扁鹊是脉学的倡导者，而此次出土的医书中脉学内容占有重要地位，一起出土的还有用于经脉教学的人体模型。唐代杜光庭著有脉学专著《玉函经》3卷，后来王鸿骥的《脉诀采真》、廖平的《脉学辑要评》、许宗正的《脉学启蒙》、张骥的《三世脉法》等，均为脉诊的发展做出了贡献。

昝殷，唐代四川成都人。昝氏精通医理，通晓药物学，擅长妇产科。唐大中年间，他将前人有关经、带、胎、产及产后诸症的经验效方及自己临证验方共378首，编成《经效产宝》3卷，是我国最早的妇产科专著。加之北宋时期的著名妇产科专家杨子建（四川青神县人）编著的《十产论》等一批妇产科专论，奠定了巴蜀妇产学派的基石。

宋代，以四川成都人唐慎微为代表撰著的《经史证类备急本草》，集宋代本草之大成，促进了本草学派的发展。宋代是巴蜀本草学派的繁荣发展时期，陈承的《重广补注神农本草并图经》，孟昶、韩保昇的《蜀本草》等，丰富、发展了本草学说，明代李时珍的《本草纲目》正是在此基础上产生的。

宋代也是巴蜀医家学术发展最活跃的时期。四川成都人、著名医家史崧献出了家藏的《灵枢》，校正并音释，名为《黄帝素问灵枢经》，由朝廷刊印颁行，为中医学发展做出了不可估量的贡献，可以说，没有史崧的奉献就没有完整的《黄帝内经》。虞庶撰著的《难经注》、杨康侯的《难经续演》，为医经学派的发展奠定了基础。

史堪，四川眉山人，为宋代政和年间进士，官至郡守，是宋代士人而医的代表人物之一，与当时的名医许叔微齐名，其著作《史载之方》为宋代重要的名家方书之一。同为四川眉山人的宋代大文豪苏东坡，也有《苏沈内翰良方》（又名《苏沈良方》）传世，是宋人根据苏轼所撰《苏学士方》和沈括所撰《良方》合编而成的中医方书。加之明代韩懋的《韩氏医通》等书，一起成为巴蜀医方学派的代表。

四川盛产中药，川产道地药材久负盛名，以回阳救逆、破阴除寒的附子为代表的川产道地药材，既为中医治病提供了优良的药材，也孕育了以附子温阳为大法的扶阳学派。清末四川邛崃人郑钦安提出了中医扶阳理论，他的《医理真传》

《医法圆通》《伤寒恒论》为奠基之作，开创了以运用附、姜、桂为重点药物的温阳学派。

清代西学东进，受西学影响，中西汇通学说开始萌芽，四川成都人唐宗海以敏锐的目光捕捉西学之长，融汇中西，撰著了《血证论》《医经精义》《本草问答》《金匮要略浅注补正》《伤寒论浅注补正》，后人汇为《中西汇通医书五种》，成为"中西汇通"的第一种著作，也是后来人们将主张中西医兼容思想的医家称为"中西医汇通派"的由来。

名医辈出　学术繁荣

中华人民共和国成立后，历经沧桑的中医药，受到党和国家的高度重视，在教育、医疗、科研等方面齐头并进，一大批中医药大家焕发青春，在各自的领域里大显神通，中医药事业欣欣向荣。

四川中医教育的奠基人——李斯炽先生，在 1936 年创立了"中央国医馆四川分馆医学院"，简称"四川国医学院"。该院为国家批准的办学机构，虽属民办但带有官方性质。四川国医学院也是成都中医学院（现成都中医药大学）的前身，当时汇集了一大批中医药的仁人志士，如内科专家李斯炽、伤寒专家邓绍先、中药专家凌一揆等，还有何伯勋、杨白鹿、易上达、王景虞、周禹锡、肖达因等一批蜀中名医，可谓群贤毕集，盛极一时。共招生 13 期，培养高等中医药人才 1000 余人，这些人后来大多数都成为中华人民共和国成立后的中医药领军人物，成为四川中医药发展的功臣。

1955 年国家在北京成立了中医研究院，1956 年在全国西、北、东、南各建立了一所中医学院，即成都、北京、上海、广州中医学院。成都中医学院第一任院长由周恩来总理亲自任命。李斯炽先生继创办四川国医学院之后又成为成都中医学院的第一任院长。成都中医学院成立后，在原国医学院的基础上，又汇集了一大批有造诣的专家学者，如内科专家彭履祥、冉品珍、彭宪章、傅灿冰、陆干甫；伤寒专家戴佛延；医经专家吴棹仙、李克光、郭仲夫；中药专家雷载权、徐楚江；妇科专家卓雨农、曾敬光、唐伯渊、王祚久、王渭川；温病专家宋鹭冰；外科专家文琢之；骨、外科专家罗禹田；眼科专家陈达夫、刘松元；方剂专家陈潮祖；医古文专家郑孝昌；儿科专家胡伯安、曾应台、肖正安、吴康衡；针灸专家余仲权、薛鉴明、李仲愚、蒲湘澄、关吉多、杨介宾；医史专家孔健民、李介民；中医发展战略专家侯占元等。真可谓人才济济，群星灿烂。

北京成立中医高等院校、科研院所后，为了充实首都中医药人才的力量，四川一大批中医名家进驻北京，为国家中医药的发展做出了巨大贡献，也展现了四川中医的风采！如蒲辅周、任应秋、王文鼎、王朴诚、王伯岳、冉雪峰、杜自明、李重人、叶心清、龚志贤、方药中、沈仲圭等，各有精专，影响广泛，功勋卓著。

北京四大名医之首的萧龙友先生，为四川三台人，是中医界最早的学部委员（院士，1955年）、中央文史馆馆员（1951年），集医道、文史、书法、收藏等于一身，是中医界难得的全才！其厚重的人文功底、精湛的医术、精美的书法、高尚的品德，可谓"厚德载物"的典范。2010年9月9日，故宫博物院在北京为萧龙友先生诞辰140周年、逝世50周年，隆重举办了"萧龙友先生捐赠文物精品展"，以缅怀和表彰先生的收藏鉴赏水平和拳拳爱国情怀。萧龙友先生是一代举子、一代儒医，精通文史，书法绝伦，是中国近代史上中医界的泰斗、国学家、教育家、临床大家，是四川的骄傲，也是我辈的楷模！

追源溯流　振兴川派

时间飞转，掐指一算，我自1974年赤脚医生的"红医班"始，到1977年大学学习、留校任教、临床实践、跟师学习、中医管理，入中医医道已40年，真可谓弹指一挥间。俗曰：四十而不惑，在中医医道的学习、实践、历练、管理、推进中，我常常心怀感激，心存敬仰，常有激情冲动，其中最想做的一件事就是将这些中医药实践的伟大先驱者，用笔记录下来，为他们树碑立传、歌功颂德！缅怀中医先辈的丰功伟绩，分享他们的学术成果，继承不泥古，发扬不离宗，认祖归宗，又学有源头，师古不泥，薪火相传，使中医药源远流长，代代相传，永续发展。

今天，时机已经成熟，四川省中医药管理局组织专家学者，编著了大型中医专著《川派中医药源流与发展》，横跨两千年的历史，梳理中医药历史人物、著作，以四川籍（或主要在四川业医）有影响的历史医家和著作为线索，理清历史源流和传承脉络，突出地方中医药学术特点，认祖归宗，发扬传统，正本清源，继承创新，唱响川派中医药。其中，"医道溯源"是以民国以前的川籍或在川行医的中医药历史人物为线索，介绍医家的医学成就和学术精华，作为各学科发展的学术源头。"医派医家"是以近现代著名医家为代表，重在学术流派的传承与发展，厘清流派源流，一脉相承，代代相传，源远流长。《川派中医药源流与发展》一书，填补了川派中医药发展整理的空白，是集四川中医药文化历史和发展现状之大成，理清了川派学术源流，为后世川派的研究和发展奠定了坚实的基础。

我们在此基础上，还编著了《川派中医药名家系列丛书》，汇集了一大批近现代四川中医药名家，遴选他们的后人、学生等整理其临床经验、学术思想编辑成册。预计编著一百人，这是一批四川中医药的代表人物，也是难得的宝贵文化遗产，今天，经过大家的齐心努力终于得以付梓。在此，对为本系列书籍付出心血的各位作者、出版社编辑人员一并致谢！

由于历史久远，加之编撰者学识水平有限，书中罅、漏、舛、谬在所难免，敬望各位同仁、学者提出宝贵意见，以便再版时修订提高。

中华中医药学会　副会长

四川省中医药学会　会　长

四川省中医药管理局　原局长　　杨殿兴

成都中医药大学　教授、博士生导师

2015 年春于蓉城雅兴轩

马序 ————————————————————————

　　我与张发荣教授，既是师生，又是同事，情结四十余载矣。20世纪70年代早期，我于成都中医学院读书时，就曾在张老座下聆听教诲。张老德高风正，教学水平高，学术造诣深，文化底蕴尤厚，讲课不拘一格，旁征博引，总能畅明晦涩之处，且颇有深趣。听张老讲课，不啻为一种享受。毕业后，我亦留校任教，与恩师共事，日日得恩师耳提面命，亲授机宜。四十多年来，恩师精深的教学和临床水平，令人倾倒的人格魅力，一直是我不断学习和追寻的楷模。如今我虽年近七旬，却始终认为，即使物换星移，人生得恩师常在旁指迷识途，实乃大幸也！

　　"桃李不言，下自成蹊"。恩师张老一生之成就与辉煌，是有目共睹的。他上承冉品珍、宋鹭冰、彭履祥等老一辈中医专家，又发皇古义，融会新知，高屋建瓴，自成一格，可谓岐黄大家；他传道授业，春风化雨，其众多学子，皆成英才，可谓桃李天下；他积极创新，获奖无数，可谓硕果累累；他担任长庚大学及美国俄勒冈东方医学院客座教授，多次赴外讲座，可谓德播四海，蜚声中外。但令我至为敬佩的是，恩师在养生及传统文化方面尤有颇深造诣，诚可谓养生大家和诗词名家。他以《黄帝内经》为纲，倡"治未病"，虽年逾八旬仍每周在附属医院"治未病"科坐诊。恩师养生，尤重情志，"以恬愉为务，以自得为功"，不近名利，淡泊超然，颇有圣贤之风。张老尚喜将养生之情，寄于山水，托于诗词。他遍游祖国大好河山，足迹还广至欧、美、日等地。每到一地，凡有所感，均赋诗以纪，以诗言志、以诗抒怀、以诗养性，文功日深，厥有《杏林诗书》问世。他的诗，律严、体丰、势阔、意美、情真，皆为上品，体现了深厚的文化底蕴和丰富的人生阅历，读来回味无穷。其文学成就，在成都中医药大学历史上，几人堪比。以此观之，恩师之所以能寿过耄耋仍精神矍铄，首功当归于诗与养。大师风采，洵令人神往啊！

今欣闻张老嫡传岳仁宋诸君，将恩师学术思想和经验整理成书，此诚中医传承之大事，亦我等晚辈之幸事。若业医者能善习是书，必能得张老之真传，于中医一途，信有裨焉！

恩师嘱我作序，不胜惶恐，谨书拙文，以谢师恩。

马烈光　敬序

丁酉年冬月于成都中医药大学

2017 年 12 月

编写说明

踏在中医的大道上，虽前方璀璨光明，脚下的路仍曲折泥泞。克服挫折，需要自己的决心与毅力，更与一位恩师的指引密不可分。的确，今生成为张发荣教授的弟子，是我人生之大幸！从临证经验的汲取到学术思想的传承，从行为举止的规范到医者仁心的濡染，恩师给予的财富让我终身受益。

从 2001 年进入张老门下学习，我一直致力于恩师临证经验及学术思想的总结、研究，除了向张老请教，更将同门师兄弟整理的一些宝贵资料妥善保管，并希望有朝一日能够集合成册，一方面作为对恩师教导的回报，另一方面也让青年同道从中汲取营养。说来惭愧，这本该在就读博士研究生期间便成形的计划，却因工作繁忙等原因搁浅至今。踱步于医院名医馆，每当见到耄耋之年的恩师，仍耳聪目明，在门诊上为患者解除病痛，为学子传道授业，我便步履沉重、感慨万千，这也再次唤醒了我心中的那粒种子——无论多忙多累，定要将这些记录汇集成册。

机会总是眷顾有准备的人，我的计划得到了四川省中医药管理局的认可，并被纳入《川派中医药名家系列丛书》这部鸿篇巨制之中。在我欣喜之余，更感责任重大，毕竟，能够融入川派这个大家庭，是对我们的认可，更是传承川派中医精粹的重托，我们理当乘风破浪，无所畏惧。项目的推进，除了我"不破楼兰终不还"的决心，更与编写组的努力密不可分。胡波先生——恩师的学术传承人，听闻此事后大为赞赏，并提供了大量宝贵的医案；马烈光先生——恩师的高徒兼挚友，欣然为本书提笔作序，让我们倍感荣幸；我的学生们听到有机会跟随师爷学习，都踊跃报名参加书籍初稿的整理；最让我感动的是张老，在此书的编写上亲力亲为，孜孜不倦，精益求精，提出了若干修改意见，借此，向他们表示诚挚的谢意！

"万人操弓，共射一招，招无不中"，经过众人不懈的努力，书稿终于成形。临床经验及学术思想是本书的主体，经验的书写夹叙夹议，论案结合，目的是更生动地展现恩师的临证精华，辅以不拘泥形式的医话，让读者有"读此书如跟名师"般的亲切感。思想的镌刻是传承的灵魂，但也是写作的难点，中国历来讲究"心传"，将师徒间的潜移默化跃然纸上，无疑是巨大的挑战。九个章节，从不同的角度切入，力求将恩师所传完整记录，还原一段众师兄弟跟师的心路历程。

医学只是恩师广泛涉猎的一部分，能有今天的高度，岁月的沉淀与其怡然的心境更加重要。中华文化早已流淌进张老的血液，诗词歌赋几乎成了老人家的日常。虽已业医一甲子，赤子之心仍似火，在地球村高速形成的今天，张老毅然走出国门，成为文化传播的使者，让世界更加了解中医。在张老对事业挚爱的拳拳之心面前，文字已显无力，颂扬亦已苍白。千言万语化作一声希冀：张老福寿安康，国医再绽光芒！

岳仁宋

2018 年 3 月于蓉城

目　录

生平简介

川派·中医药名家系列丛书

张发荣

一、个人简历

张发荣（1935—　），男，汉族，出生于重庆市，中共党员。1957 年考入成都中医学院（现成都中医药大学），1963 年 7 月毕业后留校一直承担临床、教学、科研工作至今。1986 年晋升为教授。为全国名老中医药专家学术经验继承工作指导老师、博士生导师、享受国务院政府特殊津贴专家、四川省首届名中医、四川省优秀教师、四川省劳动模范。自 2004 年 5 月至今受聘于美国俄勒冈东方医学院客座教授，2010 年被该校授予荣誉博士学位。

二、担任职务

张发荣教授历任成都中医学院教务处副处长、中医学基础教研室主任、成都中医药大学附属医院大内科主任。自 1993 年起连续三届当选为中华中医药学会糖尿病专业委员会副主任委员，1992～2008 年担任四川省中医学会糖尿病专业委员会主任委员等。

三、科研教学

张发荣教授是中医科研的开拓者。作为最早开展中医科研的专家之一，他主张中医学应在继承中发扬，在发扬中提高，科研选题应以临床为中心，理论结合实践。他认为"他山之石，可以攻玉"，当借用现代科研方法，深入学术前沿，不断探索前进。他主持研究省部级以上课题 17 项，发表学术论文 70 余篇，并多次在国内外学术会议上作大会或专题报告，其事迹被中国画报出版社《中华骄子》等收录。

张发荣教授是中医药教育的先驱者。1979 年，他在参加第一届中华中医学会组稿、审稿工作的三个月期间，与著名中医战略家侯占元（原成都中医学院副院长）、中西医结合医学家黄星垣（原重庆中医研究所所长）一道，筹划发起编写《实用中医内科学》，当即得到原上海中医学院院长黄文东、卫生部副部长胡熙明的全力支持，并对该书的问世做出了积极的贡献，此书现已成为中医内科学术界影响深远的鸿篇巨制。此外，他还独著、主编、合编《中医内科学》《中西医结合糖尿病治疗学》《中医学基础》《中西医结合脑髓病学》《中医内科津梁》等学术著作 14 部。

他是全国最早具有招收中医专业博士、硕士资格的导师之一。他所指导的博士、硕士研究生有很多已成为中医学术领域的专家、教授、学者、专业骨干和学术带头人。现作为国家名老中医药专家学术经验继承工作指导老师，仍指导着学术继承人、全国优秀中医临床人才培养对象、四川省中医管理局师承项目继承人及博士、硕士研究生。他不仅毫不保留地将精湛的医术传给学生，更以一颗仁人之心影响着青年学子。他时刻关心着教育教学工作，为学校中医学专业成为国家级特色专业并顺利通过教育部认证做出了突出的贡献。

四、学术主张

张发荣教授治学严谨，严于律己，每日读书、做笔记，对不清楚的问题刨根究底，深稽博考。他博览群书，兼收并蓄，除四大经典之外，还详细研读了《诸病源候论》《景岳全书》《医学衷中参西录》《通俗伤寒论》《温热论》《陈修园医书》《验方新编》《医林改错》《医宗金鉴·内科心法》等著作，并随时关注医学前沿，对中西医的新理论、新治法、新药物都了然于心，并融入医疗实践之中。深入的学习夯实成深厚的理论功底，长期的实践积累了丰富的临床经验，使他临证处方用药常能通常达变、巧妙灵活。他师古而不泥古，将理论与实践紧密结合；重视临床疗效，将经方、时方、验方熔于一炉，灵活化裁。他的学术主张，综合而言包含以下两点：

首先是传承古训。他常灵活运用《黄帝内经》经典理论解释疾病，运用经典方剂及传统剂型治疗疾病，临床疗效有目共睹。如对中风的治疗，他在准确辨证的基础上，善用三生饮、十枣汤、大黄、牵牛子、三七、蒲黄之类的方药通腑泄浊，其研制的"逐瘀化痰口服液"，显著降低了脑出血的死亡率、致残率。对于慢性虚损性疾病，他主张不应局限于使用汤剂，膏方是更佳的选择。通过不断地研习古方，他熟知膏方的配伍原则，并在实践过程中形成了自己独到的心得体会。

其次是创建新说。在糖尿病的治疗上，他率先提出糖尿病的基本病机为阴虚燥热、燥热伤津、阴损及阳、阴阳俱损、热瘀互结贯穿始终。以这一理论为指导，融汇古今学验，结合自身临床心得，创制了"糖复康"等新药，在临床上广泛使用。对糖尿病的各种并发症如糖尿病视网膜病变、糖尿病肾病、糖尿病周围神经病变等也提出了"补脾肾，益气阴，清虚热，通瘀络，虚瘀并治"的独特治法。对糖尿病病情轻重的判断，一般书籍仅以血糖高低论，而他则认为血糖只能反映病情的一部分，并发症亦有重要意义。在外感热病的治疗上，他力倡"寒温结合"，认为伤寒和温病是继承和发展的关系，应该将伤寒和温病的理法方药结合以创立新的外感热病治疗学。此外，针对老年性疾病，他认为脾肾亏虚、痰凝血瘀是若干老年病的发病基础，强调应以健脾化痰、补肾活血为基本治疗大法。尤其在老年痴呆的辨治上，除痰、虚、瘀外，他强调"郁"也是重要的病因之一，并根据临床需要简化诊断标准，以"记忆力障碍＋判断力下降＋性格变态"为主要依据，实为要言不烦的经验总结。

五、海外交流

张发荣教授为中医药走向世界不遗余力，是在国外传播中医药学术的先驱者之一，曾先后多次应邀前往日本、加拿大、美国、马来西亚等国家和中国台湾、香港、澳门等地区进行学术交流、讲学，其学术水平受到海内外学者的高度评价。

2003年，张发荣教授曾受聘担任台湾长庚大学客座教授，针对台湾地区中医药高等教育教材陈旧、不符合教学规律的情况，建议引进国家中医药院校使用的五版规划教材，并根据台湾地区教学及学生的实际情况，提出了许多建设性的教改意见；他主持修订了《中医内科学》，使之成为台湾地区中医药高等教育的通用教材，并为台湾地区培养了大量的中医师资，促进了台湾地区中医药教育事业的发展。

自 2004 年起，他受聘兼职担任美国俄勒冈东方医学院客座教授，一直往返于中美之间，指导美国中医院校制订中医教育课程计划、建立美国中医师执业规范，并负责八届共 110 余位博士生的中医内科教学和临床指导工作。鉴于其为美国中医药高等教育做出的卓著贡献，2010 年美国俄勒冈东方医学院授予他荣誉博士学位，这也是该校外聘教授中唯一获此殊荣的学者。

张发荣教授特别重视中医药文化在国外的传播，也常为境外名人及政要诊病。如 2013 年 10 月 23 日他为马其顿总统伊万诺夫察色按脉、讲解中医防病治病知识，使得总统先生对中医表现出浓厚的兴趣，并表示将与我国建立全方位的合作关系，尤其是希望将中医引进马其顿，造福其人民的健康事业，开启了中马两国教育培训、医疗等中医药合作的新篇章。《中国中医药报》于 2013 年 10 月 28 日头版对此进行了报道。

六、中医文化贡献

张发荣教授言道："中华文化博大精深，是中华民族繁衍昌盛的命根。根深才会枝繁叶茂，才会硕果丰登。岐黄文化为中华文化的重要组成部分，是中医学的神圣灵魂，焕发出的力量无穷，支撑着中医事业万古长青。"为了弘扬中医文化，使之永世流芳，造福人类，他协助杨殿兴、田兴军主编，编写了《中华医药史话》，书中选载了由他供稿的诗词 70 首；他还与谢克庆教授合作，由他撰写诗词，谢教授挥毫墨宝，共同编著了《杏林诗书》。这两部著述，都是以诗词歌赋楹联体为载体，并集成史诗，反映中医文化，讴歌中医学悠久的源流、伟大辉煌的成就，目前均已由中国中医药出版社出版。史诗的出版，反映了中医志士开创光辉未来的心愿，彰显了他传扬中医学的敬业精神。像这样规范而系统的中医文化史诗，是前所未有的，它们的出版问世，好比征战号角，催人奋进。现举一例如下：

沁园春·国医源流颂

医学文明，始祖伏羲，绽放曙光。有炎黄岐伯，传扬经典；华扁仲景，载誉穹苍。思邈时珍，药方巨制，救死扶伤成领航。潮头望，涌推波志士，融汇西洋。

中华屹立东方，情无限杏林铸辉煌。仗神州巨擘，乾坤扭转；岐黄骄子，鹏鹄翱翔。仁术千红，英才春笋，事业欣欣添彩章。观今日，喜花开世界，竞献芬芳。

临床经验

川派中医药名家系列丛书

张发荣

一、糖尿病辨治经验

（一）糖尿病临证思路概述

糖尿病是一组由于胰岛素分泌缺陷及（或）其生物效应降低（胰岛素抵抗）引起的以高血糖为基本病理生理改变的糖、脂肪、蛋白质代谢紊乱综合征。长期持续的高血糖状态，会对心、脑、肾、眼底、神经等多种组织器官带来慢性损害及功能障碍，极大地威胁人体健康。随着经济的发展及人们生活水平的提高，糖尿病发病率逐年攀升，已成为巨大的社会问题。张发荣教授从 20 世纪 80 年代开始研究糖尿病，发皇古义，勤求新知，经过长期的摸索，在理论认知与治法方药上，都有很多创新与提高。他认为，中医药在治疗糖尿病方面的优势主要体现在以下 3 个方面：①整体性：即从体质角度认识患者，更利于对疾病的剖析，尤其适合糖尿病等全身性疾病的辨治；②人文性：中医药强调患者症状的改善，既可补充西医虽降糖效果好但症状改善不明显的弊端，又可提高患者的生活质量；③治未病：中医药通过全身调理，补益正气、化瘀通络，可明显减缓并发症的出现。他在长期的医疗实践中，创立了糖尿病"阴虚燥热、耗气伤津、阴损及阳、阴阳俱损，热瘀互结贯穿始终"的病机学说，丰富和发展了糖尿病中医证治理论；针对糖尿病并发症，提出了"治消渴，补脾肾；益气阴，清虚热；通瘀络、虚瘀并治"的治疗原则。现就其治疗糖尿病及其并发症的若干思路及临床验案总结如下。

1. 紧扣病机，三因制宜　糖尿病之所以给个人造成极大的危害、给社会带来沉重的负担，与患者年龄跨度大、并发症繁多有着密切的关系。从出生不久的婴孩，到疾病缠身的老年人，皆有可能患此病；一旦患病，难以治愈，且稍有不慎，则易波及心、脑、肾、眼底等器官，带来更为严重的后果。故张发荣教授时常告诫学子：糖尿病患者病机复杂多变，一定要从患者当下的实际情况出发进行辨证论治。临床之中，应至少从以下几个方面来考虑病机：首先从疾病的发生发展来看，初次检查发现糖尿病的患者，常表现为火热炽盛或热盛伤阴的状态；随着疾病的发展，火热灼津，气随津耗，气阴两虚的征象会逐渐显现；病至后期，阴损及阳，阴阳两虚会成为常见的证型。其次，从发病的个体来讲，年轻人且体质壮实者往往火热较盛，而老年患者本身阴阳就处于较低水平，疾病的影响极易使患者出现阴阳失调的表现，但随着疾病的深入，阴阳两虚常会成为主流。一般来讲，男性的火热会盛于女性，但女性患者在治疗上更需顾及阴液的耗伤。此外，尚需从病因的角度考虑疾病的发展与演变，患者若因情志不遂而患病，则应从肝来考虑；若因嗜食肥甘厚味而患病，则应从脾来论治……最后，还要结合患者的西医治疗方案及病理产物如痰湿、瘀血等的情况做出综合判断。故紧扣病机是一个复杂的过程，但也是取得疗效的关键。

　　为更好地实现紧扣病机的辨治要求，张发荣教授在临床中特别强调"三因制宜"的重要性。①因人制宜：辨证需在充分考虑患者的年龄、病程、既往史、家族史等基本情况之后再下结论，而不是按照一成不变的思维模式去套用某一法，某一方。此外，他还会根据患者对药物的适应程度对处方进行调整，有些患者怕苦，即会以甘味药佐之，总以让患者达到最佳的治疗效果为目的。②因地制宜：张发荣教授在蜀中行医六十载，对四川盆地的气候特点、饮食起居，甚至居民的人格特点皆有着深刻的体会，"因地制宜"的思路在处方用药中体现得非常明显。成都由于地理环境的特殊性及长期受亚热带暖湿气流的影响，湿气聚集不易散发，冬季寒湿为甚，夏季湿热酿生，再加上成都人喜食火锅等肥甘厚味之品，易使湿邪蕴结中焦，湿邪困脾，脾胃受损，更不易运化水谷，久而湿郁化热，形成了湿热困脾的体质特征。他在辨治糖尿病的过程之中，常将祛湿除热作为核心环节，以葛根芩连汤合平胃散作为基础方进行治疗，取得了很好的效果。③因时制宜，除体现在处方用药依节气时令进行调整变化之外，亦表现在补益或祛邪皆抓住关键的时间点，如大虚患者不可盲目进补，否则易使中焦壅滞，应待脾胃之力恢复后再投大补之品。三因制宜的运用，体现了张发荣临床辨证思维的精妙细致，也正是这一点一滴的积累，铸就了他绝佳的临床疗效。

　　2. 祛痰化瘀，尤重脾肾　糖尿病漫长的病理过程，亦是正邪博弈的过程，随着患者年龄的增长，正气逐渐衰减，邪气逐渐深入人体经络脉隧之中，形成了正虚邪恋的病理特征，为各种并发症的出现埋下了祸根。在此阶段，邪气多以痰饮、瘀血等有形实邪的形式客居于人体，为治疗带来了巨大的挑战。张发荣教授指出：痰瘀既成，为害众多，唯有以祛痰化瘀之药荡涤实邪，方可为下一步的治疗打下基础。在具体的治疗方法上，张氏强调治痰需先祛湿，痰乃湿邪聚集而成，湿邪不除，痰浊难尽；在治湿方面，以健脾除湿为基本点，并结合泻肺、益肾等治法，使水液在人体中能周流有序；此外，火热可炼液为痰，湿热相合，形成黏稠痰浊，故清热泻火亦为其常用治法，消渴之火，多在肺与阳明，肺热则口干渴，胃肠热则食欲亢，处方中喜用泻白散、葛根芩连汤等加味，其意即在于此。除痰湿之外，张发荣对瘀血的治疗亦常贯穿疾病的始终。脉络气虚推动无力，火热灼津耗伤营阴，皆是瘀血形成的病因，糖尿病患者病至后期，常觉视物模糊、手脚麻木，甚至胸闷气急、口唇发绀，皆是瘀血为患的特征性表现。对于瘀血的治疗，张氏喜用丹参，"一味丹参，功同四物"，集补血与活血于一味，尤其适用于虚实夹杂患者；病情较重者，亦会适当增加土鳖虫、水蛭等虫类药物，以搜刮经络中之瘀阻，恢复血脉周流。

脾胃为后天之本、仓廪之官，主运化水谷精微，糖尿病的发病与脾失健运关系密切，《素问·奇病论》说："有病口甘者，病名为何？何以得之……五味入口藏于胃，脾为之行其精气，精液在脾，故令人口甘也……故其气上溢，转为消渴。"由此可见，在病理状态下，脾失健运，纳运失常，水谷精微不化，痰浊食积内生，胃热炽盛则易消，火热灼津则易渴。张发荣教授充分认识到脾在糖尿病发生发展中的重要地位，将健运脾胃作为治疗该病的基本法则。在具体治法上，湿热壅滞脾胃者常以葛根芩连汤等清热利湿，寒湿困脾者常以二陈汤、楂曲平胃散等温中燥湿，湿邪困脾、清阳不升者则以七味白术散、补中益气汤等升发脾气。又有因情志因素而致肝脾不调者，需在调补中焦的基础上加以疏肝理气之品。总之，清、温、补、利、攻诸法皆根据患者病情变化灵活把握。肾为水脏，主宰全身的水液代谢，火热灼津，久必及肾，而肾内寄元阴元阳，肾受损必会导致病情的加重及各种并发症的出现。基于此，张荣发亦非常重视益肾泄浊法在该病中的应用。肾阴损耗者，当填精补肾、阳中求阴，常用左归丸配以少量桂、附；肾阳不足者，当温补元阳、阴中求阳，常用右归丸配以鹿角、黄精、黄芪等；糖尿病后期水湿泛溢、浊邪不出者，常以真武汤、五苓散、春泽汤等治之，以达温阳益气、利水化湿之效。总之，他在临证之时常牢牢把握住脾、肾这两个先、后天之本，在此基础上，再针对不同证候特征，分别处以不同治法。

3. 挖掘优势，中西合参 清末以来，西学东渐，西医学逐渐成为社会的主流医学，在这种大背景下，张发荣教授时常告诫弟子，对于中医学，应充分认识并发挥其特色与优势，既不可妄自尊大，亦不可妄自菲薄。他认为，首先，中医学在治疗糖尿病方面最大的优势便是个体化的诊疗思路。糖尿病病程长，并发症多，症状表现因人而异，不同的体质特征、不同的病变阶段皆会出现不同的表现，西医学的治疗理念往往只是盯住实验室指标，认为指标正常即达到了治疗目的，容易忽视患者的生存质量；中医学着眼于人，着眼于患者当下的痛苦，以提高生活质量为治疗目的，较之西医学，更具人文关怀。其次，中医学的长处亦体现在认识人体、治疗疾病的思路与方法上，阴阳五行、脏腑理论、气血津液、经络循行等特有的中医学理论，以及利用天然药物的寒热温凉平衡阴阳、针灸推拿等特有技术疏通气血的治疗方法，经过千百年的临床实践，被赋予了简便廉验的好评，这些中华医术之精髓，常能补西医之短，达到意想不到的临床疗效，这都是我们应该充分挖掘、认真继承并加以提高的。他也同时强调，西医学作为目前的主流医学，具有理化检查清晰明了、治疗方法疗效确切等特点，我们应合理利用之，以补己之短。他强调患者就诊时须先明确血糖之高低、主要脏器有无并发症等情况，在此基础上，再制订科学的治疗方案，或中医，或中西医结合，总之当以患者生命健康为本。

综上所述，张发荣教授辨治糖尿病始终坚持"以人为本"的个性化治疗思路，强调辨证在疾病治疗过程中的重要作用。在此基础上，强调脾、肾先、后天的维护及痰湿瘀血的祛除，并认为中西医当取长补短，发挥各自的优势与特色。

（二）糖尿病常用治法概述

中医对糖尿病的治疗，主要是根据患者所患疾病的不同病机提出相应的辨证分型，拟订出相应治法。这些辨证分型及治疗方法，直接影响着疾病治疗的效果。现将张发荣教授临床治疗糖尿病的常用治法简介于下。

1. 益气养阴法 益气养阴法是糖尿病的基本治法。西洋参、红参、生晒参、太子参、生地黄、玄参、麦冬、天冬、乌梅、知母、黄精、山药、白芍、文蛤、天花粉、白茅根为体现该治法的要药。其中以西洋参为最佳，益气力强，兼能养阴，补气而无温燥之性，且有使气安静而不妄动之效；若讲求经济实惠，临床以太子参最为常用，效果与西洋参相似但补气之力稍弱，常可用至30g。红参与生晒参偏温，最适宜于气阴两虚兼阳气不足者，阴虚而热象明显以缓用为宜。生地黄以补益阴津为主，知母清热而兼能养阴护津，天花粉生津清热双重功效均见长。值得一提的是，天花粉用量不宜过大，用量过大易出现恶心、呕吐、腹胀恶食、腹泻等不良反应，孕妇尤应慎用，恐引起流产。现代研究证明以上诸药均有一定的降低血糖的作用。基本方可选人参白虎汤合增液汤，或玉女煎等化裁。

2. 清泄燥热法　燥热最易伤津劫液，清泄燥热对于保护阴津十分重要。常用药包括黄连、黄芩、黄柏、栀子、大黄、生石膏、龙胆草、苦参、桑白皮、地骨皮、金银花、芦根、桑叶、甘草。热盛伤阴，燥生于热，故于清泄燥热之中又以清热为主。生石膏、知母长于清泄阳明邪热，且兼能润燥，前者用量常较大，一般每日 30 ~ 60g，对于中焦燥热伤津尤为适宜，但应中病即止，过服有伤胃之弊。黄连、芦根亦善清阳明邪热，后者兼能生津养液，中焦燥热不甚者可用此药对。黄连，对于有燥热便秘者长期服用有加重之弊，无便秘者用之为宜。黄连早已被刘河间推之为治疗消渴的圣药，现在用于治疗糖尿病有很大发展，并受到高度重视，据有些医家经验，每日用量可达百克以上。芦根常用60g以上，此药安全无副作用；疗效与剂量常有正相关关系，与黄连合用又有制黄连之燥的作用。黄连配石膏，善于治疗糖尿病心中烦热、口渴引饮、饮不解渴等实热证。桑白皮、地骨皮具有良好的清泄肺之燥热的作用，剂量宜偏大，常用30g以上，且适宜长期服用。但有部分患者服用大剂量的地骨皮可能出现腹泻，对此又当酌情减量或者停用。现代研究表明，桑白皮、地骨皮有比较肯定的降低血糖的作用，后者主要作用于消化道，减少糖分的吸收。因此，对于血糖较高而引发口干、燥热者，两药每可放心用之。因燥热伤津而致大便秘结、阳明腑气不通者，用适量的大黄畅通腑气，有助于解除患者烦躁不安的症状。大黄同时具有化瘀通脉、流通津液之功效，有燥热便秘者用之，又能使津液流通，浊气下降，津液上达口咽，改善口咽干燥之症。本法的成方以葛根芩连汤、栀子金花汤为代表。阴虚最易化燥生热，故本法常与益气养阴法同用，相互提高疗效。

3. 健脾化湿法　不少中晚期糖尿病患者，虽然病情较重，但"三多"症状不明显或根本没有，有的反而表现为脘腹痞胀、不思饮食。这类患者大多体型肥胖，喜肥甘厚味，临床常伴四肢困重，或兼泛恶欲吐，舌苦厚腻等。此类症状常由湿浊中阻、脾阳困闭所致，治当予化湿醒脾、温运脾阳法。脾为后天之本，健脾化湿、保护后天在糖尿病的治疗中具有积极意义。常用药如苍术、陈皮、厚朴、藿香、白术、法半夏、草豆蔻、白豆蔻、砂仁、木香、鸡内金、泽泻、茯苓等。苍术化湿醒脾之力较强，是临床除脾湿之要药，现代研究证实其有降血糖作用，因此对于糖尿病湿困脾阳者常作首选，一般可用 30g，多配陈皮、厚朴以治中焦湿浊所致之脘痞腹胀。法半夏顺阳明之气，降逆和胃，对于因湿困中焦脾土所致的胃气不降，如脘痞、嗳气、呕吐等，常为必用之品。鸡内金运脾消食，纳食不化者宜用。舌苔厚腻而腐垢，久治难效者，当选白豆蔻、草豆蔻、草果等，取其芳香通气以醒脾之作用，使脾能运化水湿。值得一提的是，该治法取散剂疗效较汤剂为佳，尤其是鸡内金，应当单独取出，烤干打细冲服。体现本法的成方有平胃散、胃苓汤、七味白术散、参苓白术散等。湿重以平胃散为基础，兼尿少者选胃苓汤加减，脾虚与湿浊参半者可选七味白术散。

4. 培元固本法　糖尿病病情缠绵，难以痊愈。久病之伤，穷必及肾，治当以补肾为本。肾有阴阳精气之别，须分清是肾阴不足，阴损及气（阳）或肾气（阳）不足，气（阳）损及阴，或是阴阳俱损。补肾培本，应注意阴中求阳，温而不燥；阳中求阴，滋而不腻，从而使补阳而不伤阴津，滋阴而不伤阳气，达到阴平阳秘的效果。常用药如枸杞子、桑椹、首乌、山茱萸、肉苁蓉、菟丝子、覆盆子、补骨脂、五味子、淫羊藿、杜仲、桑寄生、龟板、鹿角胶、紫河车、附片、肉桂、鹿茸、黑芝麻、黑大豆。①肾阳不足，但无虚寒之象者，应予补阳，常选淫羊藿、仙茅、巴朝天、覆盆子、菟丝子、补骨脂为主，配以枸杞子、桑椹等取阴中求阳之意。②肾阳亏虚伴有明显虚寒之象者，应重温阳，当用桂枝或肉桂、附子、干姜等辛温通阳之药，迅速驱逐寒邪，须注意此辛温之剂具有伤阴耗气之弊，应中病即止，不宜过剂；配以五味子、山茱萸之类，既可体现阴中求阳的治则，又可取其略带收敛的特性，以防桂、附耗散阳气。鹿茸为血肉有情之品，补阳温阳均为佳品，只要有肾虚征象而无热象者，均可用之；若需长期服用，当加熟地或龟板以制其温散动血之弊；对于补阳温阳久治不效的患者，施以鹿茸，往往能起沉疴；一般宜以粉剂冲服，每天 0.3～1g，非特殊情况以 0.5g 为宜；个别患者在服鹿茸后可能出现心跳加快、血压上升等不良反应，可佐黄连 6g。

③肾阴虚并无热象者，培元固本当予滋阴，药物以枸杞子、桑椹、黄精为主，常配菟丝子、补骨脂体现阳中求阴，使所生之阴精通过阳气的蒸腾而布于全身。④肾阴虚而兼有热象如口干、舌红、苔黄等，当以熟地黄、龟板、墨旱莲等为主药，滋阴之中兼有清热之意，也不至于过伤阳气；倘使阴虚而火旺，则必当佐以降火之剂如黄柏、知母、丹皮，若欲取阳中求阴之意，不宜用桂、附等辛温升散动火之品，可予淫羊藿、菟丝子等，当需注意剂量，以防阳盛更伤阴津。先贤景岳补阴崇尚熟地黄，称其为"精血形质中第一纯厚之品"，凡阴中求阳，也每用熟地黄如右归丸。张发荣认为，熟地黄补阴固然好，但在糖尿病胃肠并发症中，若用枸杞子、桑椹代熟地黄，则更能增加用药的针对性，达到提高疗效的目的。⑤阴阳两虚应当注重填精，紫河车、雄蚕蛾等血肉有情之品，疗效理想，枸杞子、黄精、桑椹、女贞子等也是对症之药。本法的基础成方可选六味地黄丸、左归丸、右归丸、鹿茸丸等。

5. 补益气血法　糖尿病作为一种慢性消耗性疾病，病程较长，易损伤正气，暗耗精血，导致气血亏虚，当予补益气血法治之，常用药如太子参、红参、党参、黄芪、白术、当归、阿胶、鸡血藤、楮实子等。太子参、党参、黄芪（常用剂量）乃补气平和之药，用于普通气虚证。气虚重，甚至气脱者，当用红参补气以救急。若气虚血亏又兼有气之升举无力，甚至表现为大气下陷者，当以大剂量黄芪（60g以上）益气举陷，升腾阳气。当归补血兼能行血中之气，鸡血藤补血又能行血活血，均具补而不腻、温而不燥之性。气为血之帅，血为气之母，气能行血，血能载气。因此，对于气血两虚者，当气血同补；仅见气虚者，在补气的同时，适当加入补血药如当归、阿胶等，则气因血旺而不易耗损；仅见血虚者，在补血的同时，也应适当补气，缘血因气旺而生长更速。因此，气血双补法不仅适用于气血两虚证，也适用于气虚证或血虚证。因肾藏精，精血同源；脾为后天之本、气血生化之源，脾旺则能养气血。故在补益气血的同时，适当地予以补肾、健脾之品，往往能提高疗效。体现本法的成方如当归补血汤、八珍汤、圣愈汤等。

6. 固摄精气法　糖尿病后期由于肾气受损日久，衰惫至极，失于固摄，水谷精微从谷道而出，临床症见大便失禁、滑脱不止、完谷不化等；水谷精微若从尿道而出则可表现为蛋白尿、糖尿，或因之而出现小便量多。倘使肾虚不主水，小便失于固摄，则可见小便失禁，或淋漓不止。此时除补肾填精以固本外，还应予收敛固摄之剂以迅速减少精微的丢失。常用固摄之药如金樱子、益智仁、覆盆子、芡实、桑螵蛸、乌贼骨、生龙骨、生牡蛎、赤石脂、五倍子、罂粟壳、番石榴。固摄大便当以赤石脂为主，可配以龙骨、牡蛎。赤石脂对肠道毒素有吸附作用，对于糖尿病引起的肠道分泌紊乱所致的腹泻有良好效果。五倍子收摄大便的作用亦较强，对于重症可用之，但久用可引起便秘，部分患者服后可能有恶心、呕吐等不适，应注意把握好剂量分寸，考虑好配伍关系。固摄尿中精微，桑螵蛸、益智仁较好。气主摄纳，适当予以黄芪益气升举，有助于阻止精微物质的下降，从而增强桑螵蛸等药的固摄作用。若因阳气失于固涩而致小便频数、失禁，亦可选覆盆子、桑螵蛸、益智仁等固缩小便。因浊气不降而使清气不升，肾之开阖失常，也是糖尿病小便失禁的原因之一，适当地佐以行气降气的枳壳，具有调整气机升降之功，从而帮助缩尿之品提高疗效。可供加减的成方如肾气丸、金锁固精丸、秘元煎、缩泉丸等。

7. 利尿消肿法 糖尿病后期，脾肾虚弱，脾虚不能运化水湿，肾虚不能化气行水，均可导致水湿内停，变生水肿，此当利尿消肿。常用利尿行水药物如车前子、泽泻、玉米须、亚腰葫芦、茯苓、桂枝等。泽泻利尿以淡渗为主，兼能利肾浊，可将体内的痰饮秽浊之邪化为水浊从小便排出，并能把欲出之精微留于体内，具有"挽精逐浊"之功，对于糖尿病所致之水肿，当为首选之品，每日剂量可用至 30g 以上，多无伤阴之弊。玉米须、亚腰葫芦用于本证也具有很强的针对性，前者利尿行水兼有护阴、养阴之效；后者利尿兼可实脾，增强运化，可同时与泽泻配伍运用，有条件者可用玉米须泡水代茶；若用炒茯苓则兼具温化之功，体质虚弱者，剂量可用至 30 ~ 60g。桂枝利尿，贵在蒸腾膀胱之气，使膀胱气化有权，开合有度，并能振奋阳气，通达血脉，流通经气，进而使津液流通，顺利地到达膀胱而从小便排出。对于阳气不足，或兼寒邪阻滞血脉，或瘀血阻闭经络者，桂枝当为要剂。全身性水肿利尿宜兼通阳，局部性水肿利尿宜着重化瘀。体现本法的基础方可选五皮饮、五苓散、真武汤、济生肾气丸等，据证而定。

8. 活血化瘀法 糖尿病在其漫长病理过程中，往往伴随有瘀血为患。这是因为津血同源，阴虚者血必虚，阴血一亏，脉道不充，而致血行不畅，瘀血内停。阴损及阳，阳气虚弱，鼓动无力，亦是瘀血内停的一个原因。瘀血既是糖尿病病理变化的产物，反过来又是导致糖尿病众多并发症的致病因素，对整个疾病的发展与转归起着重要的作用，因此必须活血化瘀祛除瘀血。常用活血化瘀药如丹参、桃仁、红花、鬼箭羽、川芎、赤芍、牛膝、山楂、益母草、血竭、三七粉、蒲黄、水蛭、三棱、莪术、郁金、乳香、没药等。其中三七、蒲黄活血化瘀而兼有止血之功，属于双向调节药，对于出血而又兼有瘀血内阻者，为首选之品。三七不宜入煎剂，可打粉冲服，每日 3 ~ 6g，分 3 次服。蒲黄宜包煎，剂量宜大，常用至 15g 以上，如冲服效果更好，可每次 2g，每天 3 次。冲服若感到胃脘不适，或恶心、食欲减退等，可改在餐后冲服，症状就会明显减轻或消失；若以上症状仍然明显，则应改为煎剂。丹参作用温和，活血又能养血且不耗气，对于瘀血阻滞初期或病久体弱者，可作为首选，每日常用 20 ~ 30g，甚至更多。川芎活血化瘀又能行血中之气，其化瘀之力在丹参之上，为治瘀滞较重者的要药。桃仁活血破瘀之力强，其作用有趋下的特点，对于下焦瘀血证较宜，兼便秘者能收到便通瘀化之效。赤芍化瘀并长于凉血，对于因瘀而致热，或因热而致瘀者，本品为其要药。瘀血阻滞，血行不能宣导浊邪达于玄府或膀胱，积聚于内，郁而化热，热灼阴津，进一步导致血液流通受阻，加重瘀血。因此，凡有血瘀者，适当地予以凉血之赤芍，有时会取得事半功倍的效果。三棱、莪术、血竭活血化瘀力强，适用于瘀血重症。水蛭重在破瘀，有滞无瘀者非其所宜，该药化瘀破血势如破竹，古人谓其有推墙倒壁之功，凡瘀阻重证，或久治不愈者，用之多获良效，但对于体质较差者，宜加益气扶正药如太子参、黄芪。血竭、水蛭均以散剂为佳，但部分患者消化道不良反应明显，可在餐后服；极少数患者服用水蛭后出现过敏，应停止使用，其他药如红花、鬼箭羽、牛膝、益母草、郁金等也各有特点。体现本法的基础成方如桃红四物汤、血府逐瘀汤等。

9. 通络止痛法 糖尿病日久，病邪入络，脉络受损，阻塞难通，临床表现为手足麻木如着套穿靴，躯体或四肢疼痛，有如针刺，或痛如电击，或剧痛持续，痛苦不堪。此种情况，当予通络止痛之法以期迅速缓解症状。常用药如桂枝、细辛、威灵仙、木瓜、姜黄、海桐皮、桑枝、蚕砂、荔枝核、延胡索、路路通、乳香、没药等。桂枝、细辛辛温通络，长于驱除四肢远端络脉中之寒邪，并兼有止痛之功。桑枝通络兼有养阴润络的作用，对于燥邪阻络较宜，与桂枝、细辛同用既能增强疗效，又能防治其温燥之性。威灵仙、木瓜长于治疗下肢络阻拘挛疼痛。姜黄长于治疗上肢及肩臂的络阻疼痛。荔枝核通络兼能化痰软坚，体型肥胖者效果较好，一般可用至 30g；但年老体弱、血糖降到正常范围者，不宜用大剂量。蚕砂通络兼能除湿，最宜于湿浊痰饮阻络者，用之多获良效，少数患者服蚕砂后可出现腹泻，可加适量的黄连、木香、山药预防腹泻。伴皮肤瘙痒者，可在用通络之品治疗的同时选加荆芥、防风、蝉蜕、地肤子、白鲜皮、蛇床子等。

（三）验案

1. 湿热困脾证

（1）验案一：邓某，女，54 岁，2003 年 6 月 5 日初诊。患者有糖尿病病史 4 年余，长期口服"二甲双胍""达美康"等降糖药。晨起空腹血糖控制在 7 ～ 8mmol/L，患者平素精力尚可，近期无明显诱因出现双下肢痿软乏力，且困倦喜卧，夜间口干，晨起口苦，伴见纳差、食后腹胀、恶心欲呕、大便稀溏，舌红、苔黄腻，脉沉细。

诊断：消渴。

证型：湿热困脾证。

治法：清热除湿。

方药：葛根芩连汤加减。

组成：白术 15g，厚朴 15g，陈皮 12g，茯苓 15g，葛根 20g，黄芩 20g，黄连 10g，炙甘草 10g，天花粉 10g，乌梅 12g，升麻 8g。6 剂。

煎服法：水煎服，一次 150mL，一日 3 次。

复诊时，患者自诉口干口苦症状改善，双下肢乏力减轻，大便成形，于原方中加入桑白皮 15g，再服 6 剂。三诊时，患者诉小腿自觉发胀，余症皆除，故针对下肢湿滞经络，去原方升提之升麻，加牛膝 15g、薏苡仁 20g 通络除湿，又服 6 剂，小腿不适之感即消。

按： 该例患者为中年女性，已有糖尿病病史 4 年，血糖控制尚可，可近来却出现下肢痿软无力的症状。痿证的出现，或是由于气血亏虚、筋脉不荣，或是由于湿热浸渍、筋脉不舒，或是由于肝肾亏损、筋脉失养，而结合患者口干口苦、纳差、食后腹胀、舌质红、苔黄腻等特征，湿热浸渍的证型判断基本成立。然而在本案之中，有两个存疑的症状，一是大便稀溏，二是脉沉细。大便稀溏虚症固然可见，然湿热内阻肠道亦可出现，盖湿邪浸渍，重浊黏滞，虽解便频频，然解后不爽，究其原因，乃肠道之气为湿邪阻滞，不能通利之故。脉沉细当为气血不足之脉象，出现在该患者身上一者可能为体质使然，二者也提醒我们该患者正气不充，治疗当兼顾之，然由于大量湿热困脾证的症状存在，故应舍脉从症，仍以清热除湿作为治疗的着眼点。糖尿病患者与湿热证有着密切的关联，湿热的体质易患糖尿病，而随着糖尿病的发展，湿热为患更加明显，究其原因，在于糖尿病往往存在着"胃强脾弱"的生理特征，胃强则喜纳食肥甘，脾弱则不能运化水谷，久之食积渐成，湿热渐生，而湿邪困脾，热灼中焦，又使恶性循环，加剧了病情的进展。直至脾胃正气不支，才觉纳差腹满，而此时脾胃大多已为湿热损伤数年，功能极难恢复。治之之法，一当清热以复中焦元气，"火与元气不两立"，火邪不去，正气何以复生？二当除湿，祛湿之法众多，结合该例患者的具体情况，张发荣采用健脾除湿及清热燥湿两法，可谓切中病机。湿从何而来？脾失健运食积不化而生，健脾除湿是从源头上解决；湿何以难除？湿热相合，如油裹面，极难祛除，清热燥湿同时抓住了问题的两个关键点。天花粉清热滋阴，乌梅酸甘化阴，二味同施，既能增液生津以除热邪伤阴，又可防苦燥之药伤及津液之弊。加小量升麻，乃取升提正气之意，湿邪蒙蔽，清气不升，升麻正可将郁闭之气上提，以调动气血，恢复生机。经治后，湿瘀阻滞下肢经络之症凸显，方随证转，原方去升麻升提，加牛膝、薏苡仁除湿通络，最终取得了满意的疗效，这也充分说明了病机"一元论"在疾病辨治过程中的重要性。

（2）验案二：刘某，女，58岁，2013年7月25日初诊。患者自诉糖尿病病史5年余，长期口服"二甲双胍""亚莫利"等降糖药物，晨起空腹血糖控制在6.5～8.0mmol/L，餐后血糖情况不详。患者一向食欲尚可，然近期无明显诱因出现不欲饮食，夜间口苦甚，晨起恶心欲呕的情况，伴有腹部胀满，双下肢乏力不适，大便稀溏且黏滞不爽等兼夹症状。舌质偏红，苔黄腻，脉弦数。

诊断：消渴。

证型：湿热困脾证。

治法：清热利湿。

方药：平胃散合葛根芩连汤加减。

组成：苍术15g，厚朴15g，陈皮15g，茯苓20g，葛根30g，黄芩15g，黄连 9g，炙甘草 15g，天花粉 15g，桑白皮 15g，地骨皮 15g，薏苡仁 30g，白豆蔻 20g，藿香 30g。6 剂。

煎服法：水煎服，一次 150mL，一日 3 次。

复诊时，患者自诉口苦症状改善明显，双下肢乏力明显减轻，大便成形，于原方中去桑白皮、地骨皮，继服 6 剂。其后随访良好，症状基本消失。

按： 该例患者与上例患者有着很多相似之处，如纳差腹胀、双下肢无力、口干、舌质红苔黄腻等，证型亦属于典型的湿热困脾，但细细分析，两例患者仍有细微的区别，其中最大的区别是该例患者正气较前一例充足，火热之象亦较前更加旺盛，从脉象上即有所体现，故治法亦需稍有调整。本案中首先施以平胃散健脾除湿，而上例患者，虽有平胃散的架构，然未用苍术而用白术，这是由于白术守而不走，苍术走而不守；白术善补，适用于正气渐亏的患者；苍术善行，适用于正气不虚、湿邪壅滞的患者，再加上苍术具有发汗解表之力，体虚之人用之可能损伤正气，加重病情。除平胃散及葛根芩连汤之外，本方尚有桑白皮、地骨皮二味清利肺热之品，体现出张发荣针对糖尿病火热壅盛时期"肺胃同清"的治疗原则。胃为阳明燥土，土生金，今土地干涸，金必为热邪所扰，肺上系咽喉，且为水之上源，火热伤津，不仅易造成口干口渴等不适症状，更会影响全身的水液代谢。在清利脾胃之热的基础上加入清肺之品，即可消火存阴，截断火热传变通路，故可收到良好的疗效。本案中还加入了白豆蔻、藿香两味芳香燥湿之品，且剂量偏大，主要是基于如下考虑：①该例患者虽有口苦，但无口干，可见伤阴并不明显，故可暂不用顾及芳香伤阴之弊；②芳香之物可祛秽泄浊，《素问·奇病论》早有"治之以兰，以除陈气"之语，故针对糖尿病之食积秽浊，芳香之品可在一定程度上驱散之；③芳香之物可刺激脾脏恢复运化功能，即所谓的"醒脾"，可从根本上治疗湿邪壅滞中焦。

通过以上两则糖尿病湿热困脾证的医案可以看出，张发荣教授针对此类患者常以健脾化湿、清热除湿为基本法，以平胃散、葛根芩连汤为基本方，热盛者加用泻白散"肺胃同清"，湿盛者加用芳香之药以醒脾化湿，抓住问题的本源及当下的重点，有针对性地处方用药，辨证思维贯穿始终。

2. 胃热津伤证

验案：薛某，男，46 岁，于 2014 年 10 月 23 日初诊。患者发现血糖升高 2

年余，平时未监测血糖，也未正规治疗。自述常感口干，食欲亢进、易饥，有难以抑制的加餐的冲动，大便不成形，每日 2 次左右。现症见：形体偏胖，精神差，面色萎黄，舌偏红，苔黄白微腻，中有裂纹，脉弦缓。辅助检查：空腹指尖血糖为 8.62mmol/L，餐后两小时指尖血糖为 17.48mmol/L，糖化血红蛋白为 9.36%。

诊断：消渴。

证型：胃热津伤证。

治法：清胃养阴。

方药：白虎加人参汤加味。

组成：石膏 60g，知母 40g，山药 15g，党参 30g，炙甘草 10g，大枣 80g，黄精 15g，桑椹 15g，枸杞子 15g。7 剂。

煎服法：水煎服，一次 150mL，一日 3 次。

此外，予格列苯脲 4mg 口服，每日 1 次，阿卡波糖 50mg 口服，每日 3 次。

患者于 11 月 1 日二诊：诉食欲仍佳，但可以控制，矢气频频，脉缓中带弦。测空腹指尖血糖为 8.02mmol/L，餐后两小时指尖血糖为 5.48mmol/L，予以石膏 80g，知母 40g，山药 15g，党参 30g，炙甘草 10g，大枣 80g，黄精 15g，桑椹 15g，枸杞子 15g。经两个月治疗后患者各种症状明显减轻，自觉良好，血糖控制可。

按：本案例属于糖尿病初发、还未经正规治疗的阶段，患者的主要症状为食欲亢进、多食易饥，并常觉口干，符合糖尿病早期胃火旺盛、火热传肺、伤津耗液的病理特点，观舌中微腻，说明胃热并非单纯存在，湿邪亦混杂其中，患者大便不成形，且一天 2 次，并未见脾胃虚弱之症，乃胃肠热盛、迫谷外出所致。精神差、面色萎黄正是因为"火与元气不两立"，火热伤津耗气，故正气渐亏。治之之法，当以清利阳明邪热为主，益气养阴为辅。白虎加人参汤，乃《伤寒论》为治疗"大烦渴不解"而设，现多用于阳明邪热未解而气阴已亏之候，张发荣教授重用石膏 60 ~ 80g，乃取其解热生津之效，知母增石膏之效，更兼滋肾养阴之功。以山药易粳米，乃张锡纯用药心法，究其用意，一可稠厚汤汁，以缓石膏发散之性，使之留于阳明，清胃泻火；二可通过甘平健胃，防止寒凉损及阳气，不利脾胃运化。在处方中，大枣用至 60 ~ 80g，乃"以甘治甘"用药思想的体现，大枣味甘，甘可缓脾，脾欲缓，故以大枣缓之；大剂运用虽有味厚滋腻、碍脾满中之弊，但对于糖尿病患者来讲恰可缓解食欲亢进之胃火亢旺的症状。黄精、桑椹、枸杞子三味亦为"甘味药"，也是张氏治疗糖尿病的常用药物，其功在益肾阴，肾阴是全身阴液之本，肾阴受损则危及全身，病患目前虽处火热炽盛阶段，然已有阴液匮乏的表现，此时益肾养阴，一可助全身津液的恢复，二可预防肾阴耗损。综合全方来看，寒温并用，清补兼施，剂量配伍亦有深意，然鉴于患者血糖较高，且未规范治疗，故采用中西医结合的用药思路，更加稳妥有效。

3. 毒蕴肌肤证

验案：郑某，女，49岁，2003年9月11日初诊。患者有糖尿病病史7年余，血糖控制情况不详。患者近期无明显诱因出现背部皮肤瘙痒，查体可见背部有十几处黄豆大小皮疹，局部色红，未见分泌物及破溃，伴口苦、口臭，全身乏力，大便干，舌红、苔黄腻，脉细。

诊断：消渴。

证型：毒蕴肌肤证。

治法：清热解毒。

方药：葛根芩连汤合五味消毒饮加减。

组成：葛根20g，黄芩20g，黄连10g，炙甘草10g，金银花20g，蒲公英20g，紫花地丁15g，白鲜皮15g，地肤子15g，玄参15g，蝉蜕15g，野菊花15g，酒大黄5g，6剂。

煎服法：水煎服，一次150mL，一日3次。

复诊时，其口干减轻，仍感口臭，背部发痒减轻，于原方加乌梅15g，蛇床子10g，苦参10g，苍术12g。继服6剂。其后随访情况稳定，症状基本消失。

按：该例患者乃消渴日久，湿热蕴毒，毒邪发表，而致皮疹瘙痒的案例，张发荣教授从胃肠湿热入手论治取得了满意的疗效。脾胃为后天之本，全身气血由此化生，气血不调则全身受累，故《脾胃论》曰："内伤脾胃，百病由生。"脾胃调和则气血调畅，"气之剽悍者，行于脉外，命之曰卫；血之精专者，行于脉中，命之曰营"（《四圣心源·卷一·天人解》），可见，营卫气血直接影响着皮肤腠理的开阖，今湿热之邪由脾胃传于气血，以致营卫不调，邪气蕴结体表，故发为皮疹。局部气血不得宣通，湿热郁结，正邪交争，故作痒。结合患者口苦口臭、大便干、舌红、苔黄腻等特征，张发荣教授认为胃肠湿热是造成皮肤病变的根本原因，故以葛根芩连汤清利胃肠、祛除内在湿热，合大黄增强清热解毒通腑之力，助其恢复气血正常周流，从而使皮肤的湿毒得以清除。皮肤病变虽起于中焦脾胃，亦同外周之毒、风关联密切。局部气血不畅，日久酿生痰瘀浊邪；浊邪积滞不得去，故化腐为毒；毒热内侵，又对皮肤造成再次伤害，故以金银花、蒲公英、紫花地丁、野菊花等清解热毒。此外，风邪又对症状的加重起着推波助澜的作用，故予白鲜皮、蛇床子祛风除湿；蝉蜕用之，一可祛风解热，二可以皮治皮，引导药力入于皮肤。本方以胃肠湿热为本，并从毒、风而论，标本同治，疗效显著。

4. 阳虚水泛、水饮凌心证

验案：刘某，男，68岁，糖尿病病史20年，一直用西药治疗，间或加用中药，但治疗不够系统规范。近年来经常出现头目眩晕、心累气短、肢体浮肿，血压波动于150~180/90~110mmHg，心电图示：T波倒置，心肌缺血；尿常规：尿糖+++，尿蛋白+++；肾功：尿素氮：11mmol/L，肌酐：170~210μmol/L；下肢麻木、皮肤青紫，肌电图示：下肢坐骨神经、腓总神经等严重损害。患者已有高血压病、冠心病、肾病、周围神经病变等，病情呈进行性加重的趋势。近半年加用胰岛素治疗，空腹血糖控制在5~7mmol/L，餐后2小时血糖控制在8~10mmol/L，服"硝苯地平""卡托普利"，血压控制在正常范围。水肿曾反复应用"双氢克尿噻""呋塞米"等，初服利尿剂水肿消退满意，继续服用则无效。长期服用维生素B_1等多种维生素、肌醇片、血管扩张剂等，肢体麻木疼痛有增无减。患者对水肿及下肢麻木、疼痛深感忧虑，不堪其苦，求治心甚切。就诊时症见面色晦暗、少神、颜面浮肿、眼球肿胀，舌淡、胖大，舌苔厚腻、色黄白相间，并伴有中度腹水，下肢凹陷性水肿，向心性延伸，已发展至膝关节以上，脚背青紫，小腿皮肤发亮；心累气短，咳逆上气，痰多、呈风泡状；腹胀食少，腹部有移动性浊音，大便干燥，2~3日1行，小便量少，混浊；四肢欠温，脉沉细无力。

诊断：消渴；水肿；支饮。

证型：阳虚水泛、水饮凌心证。

治法：温阳利水、泻肺逐饮。

方药：真武汤合葶苈大枣泻肺汤加减。

组成：制附片15g（先煎1小时），白术15g，生姜15g，葶苈子15g，大枣

20g，桑白皮 20g，地骨皮 20g，炙甘草 10g，椒目 10g，车前子 20g，桂枝 15g，黄芪 30g，3 剂。

煎服法：水煎服，一次 150mL，一日 3 次。

二诊：3 剂服完后，心累气短、咳喘大减，已能平卧，痰量减少，水肿减轻，消至膝关节以下，效不更方，嘱原方再服 3 剂。

三诊：由于前 3 剂药服后腹胀减轻，食欲好转，故放松饮食控制，水果、油腻之品杂进，现又感觉腹胀有所反复，口淡乏味，观其舌苔加厚，减去方中大枣甘味滞湿药物，意欲增强轻灵化湿的作用。患者服药 2 剂，感觉心累气短明显加重，腹中嘈杂难受，其余症状亦无改善，故改服初诊处方。

四诊：服药 2 剂，患者感觉舒适，病情比服完第一张处方后更有减轻。嘱注意饮食控制，并坚持服用中药治疗，诸症皆有所缓解。

按： 本案乃以真武汤合葶苈大枣泻肺汤治疗消渴后期水饮泛溢的典型案例。本案患者由于长期患有消渴，且并未得到正规治疗，病情发展较为迅速，已由火热伤津、气阴两虚的阶段进入阴损及阳、阳虚水泛的阶段。水湿虽为阴邪，但较之于痰，它的流动性很大，一旦形成，易于泛溢机体，对多个脏腑同时造成影响。但从本案患者的情况来看，少阴心肾受水饮之邪影响最大。肾本为水脏，其气化之功助全身水液代谢有序，肾阳亏虚则气化之功受损，水湿不循常道，侵及血脉，匿于肌肤，藏于脏腑，故有颜面部及下肢凹陷性水肿、中度腹水、小便量少之症；心为阳中之阳，且主血脉，今阳气不升，血脉为水邪侵浸，心之功能受损，故有心累气短、咳逆上气之症。治之之法，当逐饮利水泻心胸支饮以治标，助肾阳气化以治本。治标予葶苈大枣泻肺汤，治本予真武汤。

张发荣教授治疗糖尿病，向来不避甘温之品，凡是病情需要皆可用之。且有意识地对用不用大枣进行过多次重复对比观察，都印证了大枣在处方中的重要性，且并无升高血糖的副作用。综合来看，大枣一味，其甘味可缓，其温性可补，且药性平和、味道醇厚，是很好的调和剂、矫味剂。糖尿病为慢性疾病，需长期服药，药性平和、口感尚可等因素皆是影响患者能否长期坚持治疗的关键。临证时，在抓主要矛盾的前提下，他常通过药物的配伍，尽可能降低副作用、降低治疗费用，并使汤药口感达到最佳。患者容易接受，坚持服用药物，临床疗效亦有了很大的提升。此外，他强调，治疗糖尿病不能固守阴虚燥热一端而只执滋阴清热润燥之法，辨证论治是中医的灵魂，有是证用是法，切不可拘泥。

二、糖尿病性周围神经病变辨治经验

（一）糖尿病性周围神经病变临证思路概述

　　糖尿病性周围神经病变（DPN）是糖尿病最常见的并发症之一，常以肢体麻木、感觉异常，甚至周身疼痛为主要表现，亦是糖尿病致残的重要原因。西医治疗该病常以稳定血糖、营养神经、改善微循环为主，疗效欠佳。张发荣教授在多年的临床实践中，形成了一套针对该病的辨证论治体系，临床疗效满意，现简要介绍如下。

　　1. 病因病机认识　张发荣教授根据该病麻木、疼痛的主要症状，将该病归属于中医学"痹证"的范畴，并认为本病之发，是由于糖尿病日久，毒热内侵，损及脉络，而致血运失常，营血不能荣于肢端所致。而本病的发病病机为气阴两虚为本，痰瘀交阻为标。具体而言，糖尿病发病的前期阶段，"消"与"滞"共同为患。"消"，即随着火热渐盛，火灼气津，消散正气；"滞"，即随着膏脂囤积，运化失司，痰浊瘀血等病理产物逐渐滞涩脉络，壅滞气机。在此病理变化基础上，周围神经病变随之发生。血存脉络，非营气不能推行，血易凝集，非津液不能助运，今火热侵及经脉，气津耗伤，必然影响血荣四肢百骸之功，而人体的四末恰为经脉之气交接之处，更易出现血行不畅的表现，故本病之始发多在四末。人体之滞，多始于食积，其轻者化为湿气弥漫周身，其浊者化为膏脂囤于腰腹，湿气混杂于精微，入于如环无端之经络，不能为人体所用，亦不能由经脉而出，只可暂居络脉之末端，或藏匿于经脉之弯曲、分叉处，血流至此，不免有黏附者，日久则形成血脉中的痰瘀之邪，而这势必使该病进一步加重。痰瘀为阴，气为阳，血液运行全靠血脉阳气推动，其性当为阳，若阳不胜其阴，必致"五脏气争，九窍不通"，故血脉中的阴长阳消不仅导致了常见的麻木、疼痛之症状，更为后期糖尿病足甚至终末期病变的发生埋下了伏笔。

　　2. 治法心得　张发荣教授基于对该病的病因病机认识，以益气养阴、化痰逐瘀为基本法，并根据患者病情变化，佐以清热生津、温阳通络等治法。为更清晰地把握疾病的发展变化，有针对性地处方用药，临床中常将辨证论治与分期论治相结合，现分述如下。

（1）辨证论治："证"是对当前患者病理状态的概括，"辨证论治"即找到病机的关键点，有针对性地进行治疗，张发荣教授从该病的常见病变表现出发，总结出常见的五种证型，即气阴两虚证、痰瘀交阻证、脾虚湿滞证、阳气闭郁证和肝肾阴虚证，现分别就其辨证要点及主要方药进行论述。

1）气阴两虚证：此证患者以肢体麻木、疼痛，伴倦怠乏力、口干思饮、自汗盗汗、大便干结、舌淡苔少、脉细等为主要表现。在病变规律上，该证型常由火热炽盛证演变而来，又有向肝肾阴虚等证转化的可能，故在治法上，除以益气养阴为大法外，还应辨明有无余火伤津耗气，肾中真阴有无耗损，以全面了解病机，做到未病先防。在方药选用上，当以黄芪桂枝五物汤合生脉散为基本方，并佐以鸡血藤、三七等活血通络之品。

2）痰瘀交阻证：此证患者标实大于本虚，常以局部肢体重浊、针刺样疼痛且入夜尤甚，以及口干口苦、头昏身重、胸闷心痛、大便黏腻、舌体有瘀斑瘀点、舌苔黄腻等为主要表现。此证型多见于浊邪素盛、正气不虚的患者，治当祛痰化瘀，常以二陈汤合补阳还五汤加减，痰涎凝滞者加白芥子温化寒痰，瘀血难除者可酌用土鳖虫、水蛭等搜刮脉络。另外，此证型患者多素体肥盛，需常常告诫患者合理饮食，加强运动，坚持健康的生活方式，否则一切治疗都是徒劳。

3）脾虚湿滞证：此证患者素体脾虚，不运水谷，湿浊内生，气血亏虚，故有手足麻木沉重、倦怠嗜卧、食少便溏、舌淡苔腻、脉濡等表现。此证若不能及时纠正，既可渐至气阴两虚，又可酿生痰瘀，阻塞脉络，从而加速病情的恶化。常以健脾除湿、通络行滞为基本法，以平胃散合六君子汤为基本方，酌加益气活血之品，以助症状改善。

4）阳气闭郁证：阳气行于血脉，无痰瘀阻隔方可周流全身，今痰瘀闭阻，阳气不得宣通，故发为此证。患者常诉肢节冷痛，遇寒尤甚，然此并非阳虚，因患者虽有畏寒喜暖，但亦会出现胸部郁热、但头汗出等阳气阻隔之症。针对于此，张发荣教授常以温通振奋阳气为大法，并佐以祛痰化瘀之药，方选当归四逆汤合黄芪桂枝五物汤，可助阳气达于四末，对于症状的缓解大有裨益。

5）肝肾阴虚证：此证多见于老年人，其肝肾素亏，加之患糖尿病日久，津液伤耗，渐损真阴。临床常以局部灼热且感觉异常、五心烦热、腰膝酸软、失眠盗汗、舌小少苔、脉细、弦为主要表现，治当滋肝益肾，常以滋水清肝饮为基本方，并加三七粉、路路通等活血通滞。然需注意的是，阴阳存在着互根互用的关系，往往荣损与共，需谨慎防范阴损及阳之变，若成阴阳两虚之证，治疗更为棘手。

（2）分期论治：糖尿病性周围神经病变自罹患之日起，常伴随终身，故对该病进行分期论治，既可与糖尿病本病的辨证治疗相互参照，又可减小思辨论治难度，是辨证论治的重要补充。张发荣教授认为该病初发，常以热毒侵扰经脉、气津渐损为主要病机，症状不重时常能自愈，往往不能引起患者的足够重视，但此期恰是治疗的关键时期，常以葛根芩连汤合生脉饮等清热益气养阴，以截断火热致损、重塑正气屏障。病至中期，气阴损耗已是必然，痰浊瘀血等病理产物的出现更为治疗带来了困扰，针对此期的病机特点，需把握虚实两端，以黄芪桂枝五物汤为基本方，再加祛痰逐瘀之品，从而标本同调，扶正祛邪。病至晚期，肝肾真阴耗伤、老痰陈瘀闭阻、阳气推动乏力，治疗亦困难重重，常陷入补之无用、祛之无功的境地，针对于此，要尽可能使阴阳达到低水平的平衡，从而阻止病情的进展恶化，故补益正气、平调阴阳则成了本期治疗的重点，常以参芪地黄汤为主方加减化裁。需注意，针对陈旧的痰瘀，攻伐不仅不能获效，更会损及正气，可温化以解痰凝，养血而后活血。可见，本病的发展过程，即正退邪进的过程，而如何把握不同时期的治疗重点则是正确处方用药的关键。

（3）对症论治：本病的症状表现往往独特且明显，张发荣教授在多年的临床实践中，摸索出了针对不同主症的经验方、经验药，临证之时，在辨证论治的基础上用之，常能发挥良好的疗效。现将常见主症阐述如下。

1）麻木：以肢体麻木或感觉异常为主要表现，属于中医学"痹证"的范畴，常以四肢远端多见，有戴靴套、手套样感觉，根据久病多痰多瘀血、怪病多痰多瘀血的理论，他认为麻木主要是由痰瘀互结、阻滞经络、经脉失养而致。治当祛痰化瘀、通络养阴，基础方药物组成为：桃仁10g，郁金15g，红花10g，石菖蒲10g，白芥子10g，蚕砂15g，川芎15g，僵蚕15g，荔枝核30g，玄参15g，水蛭10g，冰片5g，水煎服。在此基础上，病变在上加姜黄15g，桑枝30~60g；在下加牛膝15g，独活15g；阳气不足、四肢厥冷者，加桂枝10g，细辛5g，制附片

10g；体瘦阴亏、肢体烧灼感，加知母、黄柏各 10g，夏枯草 15g；气虚神疲、语音低弱等，可加太子参 30g，黄芪 30g，白术 15g；血虚面唇淡白、睑结膜苍白，可加当归 10g，熟地黄 15g，制首乌 15g；若同时兼见舌苔厚腻者为湿浊重浊，宜先化湿浊再补其血；伴大便秘结，年老或体弱者加肉苁蓉、火麻仁各 15g；体质尚好或兼有热象者用大黄 10g，以保持每天一次大便为宜。

2）疼痛：以肢体疼痛、入夜尤甚、痛如针刺为主要表现，亦有患者表现为烧灼样疼痛、钝痛等，少数患者终日疼痛剧烈不得缓解，属于中医学"痛痹"的范畴。针对疼痛一症，常采用"化瘀豁痰、活血止痛"的治法，基本方组成为：血竭 2g（研末冲服），延胡索 15g，川芎 15g，白芥子 10g，乳香 10g，没药 10g，蚕砂 15g，白芍 15g，僵蚕 15g，郁金 15g，水蛭 10g，甘草 10g，水煎服。若经久不愈，气血亏虚者，加黄芪 30g；舌质红绛，有烧灼感者，常加赤芍 15g，玄参 15g 清退血热；疼痛每在夜间加重者，多因阳气不足，夜间阴升阳潜，经气失于温化所致，宜加肉桂或桂枝 15g，细辛 6g；疼痛剧烈者，可用罂粟壳 10~15g，全蝎 10g，罂粟壳常引起便秘，得效则止，不宜过剂，方中亦可加肉苁蓉 15g；痛甚者多伴有神思烦乱而不聚，可加酸枣仁 30g、夜交藤 20g、柏子仁 10g 等养心安神；若是寒凝剧痛，手足厥冷，或疼痛伴畏寒怕冷，或觉冷痛，寒凝经脉者，可加制川乌 10g、制草乌 10g 温通经脉散寒止痛；使用胰岛素的早期，可能诱发疼痛，多属肝阴不足，经脉失养，宜用一贯煎合金铃子散加白芍 20~60g，甘草 10g，浓煎服用。另外，延胡索用于止痛，宜打粉冲服为佳。

张发荣治疗本症亦常用加味身痛逐瘀汤（秦艽 10g，香附 10g，羌活 10g，川芎 15g，甘草 10g，没药 10g，地龙 10g，炒五灵脂 15g，桃仁 15g，红花 10g，牛膝 15g，当归 10g）加减治疗。

3）痿软：此症一般出现在糖尿病的中晚期，以肢体痿软无力、肌肉萎缩为主要临床表现，属于中医学"痿证"范围。患者多首先感觉局部无力，随后逐渐发现相应部位的肌肉萎缩。多数症状发生在下肢，常有行走及站立困难，上楼梯时尤其明显，亦常伴有局部疼痛、烧灼感及全身疲倦乏力、语声低微等。治当补肾益气、化瘀通络。方剂组成：雄蚕蛾 10g，枸杞子 30g，桑椹 30g，龟板 10g，菟丝子 15g，黄芪 30g，炒白术 10g，当归 10g，太子参 30g，桃仁 10g，牛膝 10g，冰片 15g，全方针对糖尿病的主要病机，补益气阴，化瘀通络。若无热象者可加细辛、桂枝、麻黄各 10g；伴四肢发冷或厥冷者加鹿茸 0.6g 冲服；局部有烧灼感，舌红少苔者加知母 10g，黄柏 10g，赤芍 15g；舌苔厚腻或伴舌体胖大者，可用涤痰汤加白附子 10g 先祛其痰浊，也可在上方中加法半夏 15g，姜制南星 10g，白附子 10g；疼痛者加威灵仙、延胡索各 15g；有的患者痿软主要表现为上眼睑下垂，甚至挡住视线，同时又有语弱神疲，可用补中益气汤升提中气，再加枸杞子 30g、龟板 10g 等助精化气。本症治疗见效较慢，不易好转，必须坚持长期治疗，才能防止其进一步向坏的方向发展。

4）汗症：糖尿病性周围神经病变所致的汗症以易汗、多汗、局部出汗为主要表现，可归属于中医学"汗证"的范围。由于本病症状表现多端，临床辨治规律亦比较复杂，就全身多汗而言，病程大多遵循肺脾气虚、汗出伤阴、阴损及阳三个病机阶段。分别予以玉屏风散、生脉饮及桂枝加附子汤作为基础方进行治疗。其常用药物归纳如下：①玉屏风散加味：黄芪 30g，防风 15g，炒白术 15g，党参 15g，山药 15g，龙骨 15g，牡蛎 15g，甘草 10g，水煎服。②生脉饮加味：太子参 30g，麦冬 15g，玄参 15g，芦根 30g，五味子 15g，黄芪 30g，粉葛 30g，生地 15g，麻黄根 10g，龙骨 20g，牡蛎 20g，甘草 10g，水煎服。③桂枝加附子汤：桂枝 15g，制附片 15g（先煎），白芍 20g，大枣 15g，炙甘草 10g，牡蛎 20g，龙骨 20g，红参 15g，仙茅 15g，淫羊藿 20g，五味子 15g，黄芪 30g，水煎服。就局部汗出而言，强调当以虚实别之，虚则因气虚不固所致，其汗出较多、汗液较凉、活动后尤甚，以手心、头部居多；湿则或因痰热，或因瘀滞，或因食积，或因气机阻隔不通，因痰热者汗液多黏腻，以头部、阴部为甚；因瘀滞者多以偏身汗出为主；因食积者多在餐时大汗淋漓；气机阻隔者汗出部位常伴有麻木、冷痛等不适。此外，更当综合全身情况进行辨治。在常用加减法上，兼有虚热，可加黄连 6g，粉葛 30g；舌苔厚或腻，汗出不爽者，为有湿浊之邪，加陈皮 10g，厚朴 10g，苍术 15g，龙胆草 6g，藿香 15g；兼见皮肤瘙痒，加地肤子 20g，蛇床子 10g；四肢欠温，加桂枝 10g，桑枝 15g；大便干燥者需通便，可用大黄 6～10g 或肉苁蓉 15g，火麻仁 10g；如大便稀溏，则加茯苓 15～30g，猪苓 15g；若兼虚寒之象，可加肉桂，取其蒸腾气化之功效；四肢发冷或厥逆，可加桂枝 15g、细辛 6g。若因阳虚汗多，久治不复，可每日冲服鹿茸粉 0.5g，此时多合并有其他器官的并发症，宜综合治疗，防止病情的进一步恶化。

（4）特点分析：张发荣教授在该病的论治上，坚持个性化的原则，将"证""症"与"期"相结合，准确把握患者当下的病理状态，再针对性地处方用药。综合来看，具有如下特色：①重视脾胃在疾病中的重要作用：脾胃不仅在糖尿病的发生发展中发挥着重要作用，脾胃损伤更为以气阴亏虚、痰瘀内生为发病基础的周围神经病变埋下了祸根；在治疗方面，抓住脾胃，就抓住了扶正祛邪的根本，对于治疗的化繁为简至关重要；②重视中成药的使用：张发荣教授在多年研究该病的基础上，主持研制的"通络糖泰颗粒"对症状的改善效果显著，该药由血竭、白芥子、延胡索、玄参等组成，功在活血祛痰、凉血通络。中成药的使用方便了患者，使之更能坚持长期治疗；③重视虫类药物的使用：瘀血祛除极为不易，草木之品往往难以深入脉络，故常以虫类药物搜剔经脉，破瘀活血，常用药物如水蛭、土鳖虫、蜈蚣、全蝎、地龙等；④注意量效关系：针对不同的病机特点，张发荣教授在量效的配比上变化颇大，如气虚甚者，黄芪常用至50g以上，从而达到"气行则血行"的治疗效果，但对于老年患者，活血化瘀药则量需控制在10g左右，以防不良反应的发生。

（二）验案

1. 气阴两虚证

（1）验案一：张某，男，62岁，干部。1996年10月20日初诊。主诉：双上肢麻木、如戴手套伴无力2个月余。患者已患糖尿病10$^+$年，平时血糖控制欠佳，现自感神疲乏力，口渴多饮，大便干燥，舌质红、少苔，脉细数，空腹血糖：8.8mmol/L，餐后血糖不详。辅助检查：右腓总神经感觉传导速度为35m/s，左尺神经运动传导速度为38m/s。

诊断：消渴；痹证。

证型：气阴两虚证。

治法：益气养阴。

方药：生脉饮加减。

组成：生地30g，麦冬30g，山药30g，太子参15g，知母15g，当归15g，白芍15g，丹参15g，法半夏15g，白芥子10g，桂枝10g，炙甘草10g，延胡索12g，三七3g（冲服），20剂。

煎服法：水煎服，一次 150mL，一日 3 次。

另嘱注意饮食起居，适当体育锻炼，控制体重。

11 月 10 日复诊，服药 20 剂后，上肢疼痛、麻木明显减轻且较前有力，精神好转，口渴缓解，舌质淡红，苔薄黄，脉和缓。测空腹血糖 7.11mmol/L。药已中病，效不更方，继以"通络糖泰颗粒加糖复康浓缩丸"巩固。1998 年 3 月 5 日再诊，症状完全消失，空腹血糖 6.59mmol/L，右腓总神经感觉传导速度为 40m/s，左尺神经运动传导速度为 47m/s。

按： 本案乃糖尿病周围神经病变气阴两虚证，糖尿病多因过食肥甘、中焦纳运失常所致，患病初期多以阳明热盛为主要表现，但随着病情的进展，热邪伤津耗气的病理特征逐渐显现，痿软疲倦、口干便干等症状凸显。与此同时，正气亏虚，阴血耗伤，痰浊瘀血阻隔脉络气机，血运失常，久之则有麻木、疼痛、冰冷或其他莫可名状之感，亦即西医学所称糖尿病性周围神经病变。上述案例中的患者经过糖尿病初期气阴耗伤的过程后，目前已有脉络不畅的症状，抓住病根，以益气养阴为基本法，佐以养血活血、温经通络之药，攻补兼施、标本同调。方中生地、麦冬、山药、太子参为益气养阴之主药，知母在益阴的同时，亦可清解余热伏火，当归、白芍补益营血，该两味同生地、麦冬阴血互生，相辅相成。以上诸药皆为方中治本之药。又有丹参、三七活血通经，法半夏祛脉络之痰浊，延胡索疏达肝气以宣通全身气机，此三味针对瘀血、痰浊、气滞三邪而设，有的放矢，意在通络以复血脉贯通气血之能。方中白芥子、桂枝温热，用于此处似有伤阴之弊，然深入思考，此正是本方取效之关键。仲景有言："病痰饮者，当以温药和之。"此痰浊虽深在经络脉隧，亦需辛通温化之品，盖痰为阴邪，其性凝滞，非辛温不能中和其寒滞之性。白芥子治痰，可搜刮、温化结滞脉络之湿浊，桂枝通经，可益阳气以复脉络宣通气血之功。全方在益正气、补阴血的基础上，针对痰、瘀、气三邪为患，分别予以"靶药"治之，并从"以阳治阴"的治法高度出发，在处方中适当施以温通之品，更成画龙点睛之妙。

（2）验案二：程某，女，43 岁，2013 年 12 月 9 日初诊。患者患糖尿病 5 年，一直服药但未坚持监测血糖。症见面色苍白，汗多夜甚、醒后好转，平素易感冒，纳差，口苦，腹胀，近来大便 5 日 1 行，舌质淡，苔白，脉细弱。现服"二甲双胍"和"阿卡波糖"，今查：空腹血糖（FPG）：13.1mmol/L，糖化血红蛋白

（HbA1c）：7.1%。

诊断：消渴；汗证。

证型：气阴两虚证。

治法：益气养阴，佐以行气通腑。

方药：生脉饮合小承气汤加减。

组成：太子参30g，麦冬15g，五味子15g，黄芪30g，炒白术10g，防风10g，酒大黄5g，枳实15g，厚朴15g，漏芦15g，当归10g，麦芽20g，鸡内金15g，薏苡仁20g，白豆蔻10g。6剂。

煎服法：水煎服，一次150mL，一日3次。

二诊：患者服药6日，盗汗有所减少，大便已解2次，腹胀减，仍纳食不佳，近期未感冒，舌脉同前。嘱续服前方，大便通畅时减酒大黄。

三诊：服药10剂，盗汗已不明显，便通，纳可，面色也有好转。

按： 此病案乃消渴合并汗证，证属气阴两虚。患者已有5年糖尿病病史，长期血糖控制欠佳，对周围神经已造成不可逆的损伤。根据中医学理论，壮火食气，卫表之气的固涩之功受到热邪的影响，不能敛藏津液，加之火热迫津外溢，故形成了汗证。随着津液的丢失，正气更加不固，从而形成恶性循环。患者入夜之后，卫表之气固涩之力下降，肌表不密，加之虚热内生迫津外泄，故有盗汗之症。方中生脉饮益气养阴生津；玉屏风散补益肺气；酒大黄、枳实、厚朴、漏芦泻下通腑；加当归配黄芪为当归补血汤之意，补益气血兼以润肠；加麦芽、鸡内金、薏苡仁、白豆蔻健脾助运。全方补气为主，兼养阴生津，气旺则腠理开阖有度，虽未用敛汗之品，同样收到了良好的止汗效果。

此外，张发荣教授在糖尿病治疗的过程中，重视通腑泄浊，其义有三：①通腑以泻热：消渴病患者一般都伴有火热之象，而胃肠阳明为多气多血之腑，若积滞不通，郁而生热，会加剧体内的热毒之气；②通腑以降浊：肠道中多有人体所不需之废物浊毒，若长期积存，浊毒盘踞，则为痰浊、瘀血等病理产物的温床，故需通腑；③通腑以升清：浊不去则清不升，阳明长期为食积、痰浊所据，定会对腐熟、运化之功造成影响，加之阳明气滞，影响脾气的升清降浊，长此以往，必对正气的恢复造成危害。故通腑泄浊不只是缓解患者当下存在的问题，更是以此来调理全身邪正关系与气血状态，从而达到"治未病"的目的。

2. 肝郁肾虚证

验案：陈某，女，49岁，体型偏瘦，2007年6月18日初诊。患者发现血糖升高12年，近期因子女问题而精神焦虑，身心俱疲，加之服药不规律，近1周来自觉手脚心发热，双下肢麻木，走路稍久即有灼痛感，经常低热，晚上更甚，且伴有盗汗，头昏目眩，失眠多梦，四肢无力，心烦胸闷，小便频数，大便稍干，舌尖红、苔薄黄，脉弦细。患者平素性格急躁易怒，服用"二甲双胍"和"格列吡嗪"降血糖，血糖控制尚可。就诊当天早晨测空腹血糖为9.5mmol/L。

诊断：消渴。

证型：肝郁肾虚证。

治法：疏肝滋肾。

方药：滋水清肝饮加减。

组成：当归15g，白芍30g，醋柴胡10g，茯苓30g，白术15g，生甘草10g，生姜10g，薄荷10g（后下），山药30g，山茱萸15g，丹皮10g，泽泻15g，郁金10g，生首乌10g，炒麦芽30g。7剂。

煎服法：水煎服，一次150mL，一日2次。

嘱原口服降糖药不变，畅情志，忌食辛辣和甜食，适当体育锻炼。

6月25日二诊：服药7剂后手足心热和低热明显减轻，失眠盗汗有所改善，情绪有好转，大便不干，但仍觉手足麻木，舌淡红苔薄黄，脉细。自测空腹血糖为6.8mmol/L。前方减生首乌，加丹参20g、水蛭10g、黄芪50g，并加用中成药"正清风痛宁胶囊"配合治疗，嘱其继服1个月后复诊。

7月23日三诊：患者自述小便频数、乏力等症已基本消失，手足麻木明显减轻，但仍不能久立或久行，血糖在正常范围内，波动不大。效不更方，继以上方服1个月。后来患者因他病来就诊，述服上方后症状已完全缓解。

按：该案是一例典型的因肝而病的医案，临床上，因"肝气不舒"而致消渴的患者不在少数，究其原因，肝在人体中发挥着疏通气血、调畅气机的作用，一旦情志过激，疏泄失司，则影响全身血脉的正常流转，或郁火内生，或血流薄急、化热化火、耗伤气阴，从而造成阴虚内热的体质特点。本案患者平素即急躁易怒，加之近日焦虑过度，肝郁气结必然存在，气郁则化火，火灼肝阴，伤津耗液，乙癸同源，肾阴亦损，阴血耗伤，阴不制阳，则加剧了肝阳上亢，故肝郁在先，肾损在后，互为因果，成恶性循环。结合本案患者的症状，虽繁多杂乱，不外肝肾两端，而其双下肢麻木、灼痛感的症状亦需从肝肾的角度分析。肾中内寄元阴元阳，今肝肾之阴由火热耗伤，阴血不足，血流不畅，脉络阻滞，郁热内生，热邪由内透发于外，可有灼热疼痛之感。故此病之治，非疏肝不能治其本，非滋肾不能复其原，滋水清肝饮寄疏肝气、益肾阴于一炉，为治疗该证型的常用方剂。在首诊中，主要根据患者的体质处方用药，在二诊中，则针对手足麻木的症状，增强了益气活血的力量，用黄芪50g补益经络之气，更加丹参补血活血，水蛭破血逐瘀。可见，通络需建立在疏肝益肾基础之上，肝郁不除，气机郁结不通，进补则易壅滞，反增不适症状；肝肾阴亏亦不可盲目活血，活血则伤血，不利于阴血的再生，反而与治疗大法背道而驰，而在二诊、三诊的处方中，亦是在疏肝益肾基础之上益气活血。由此，我们可得到两点启示：一是中医辨证需抓住核心病机，确立核心治法，用药加减皆需围绕该中心进行，不可盲目辨治，失去章法；二是要把握治疗时机，何时补，何时泻，何时调体质，何时祛病邪，皆需有自己的思考，不可为取悦患者而单纯以消除症状为目的，临床定力无疑也是一名优秀医师的必要条件。

三、糖尿病肾病辨治经验

（一）糖尿病肾病临证思路概述

糖尿病肾病是糖尿病常见的慢性微血管并发症，其较高的发病率及欠佳的治疗效果，对人们的生命健康造成了极大的威胁。张发荣教授认为，五脏之伤，穷必及肾。糖尿病肾病的发生发展，是糖尿病发展到一定阶段，脾肾亏虚、瘀血阻络、浊毒内蕴等综合作用的必然结果。对此，中医的基本治疗大法是补肾活血，并根据患者实际情况，佐以解毒通腑、利湿化浊、健脾和胃等治法。根据多年临证经验，他在如何"补"，以及如何"泻"的治法上形成了自己的特色，现简要叙述如下。

1. 阴阳气血俱不足，当补血肉有情之品　糖尿病肾病往往出现在疾病的中晚期，由于前期的壮火食气及气阴两伤，正气虚损已不可避免，且由于体质不同、前期治疗方案各异，不同患者的具体情况定有所不同，需根据肾阴虚肾阳虚的偏颇分别采取补阴为主或补阳为主之法。此外，临床还常见患者阴阳虚损难以明辨，气虚血亏病象难断，张发荣教授将这种情况称为肾病阴阳气血俱虚证，处方常用鹿茸等血肉有情类药物，病变到了这个阶段，补益气血、补益阴阳常常皆是徒劳，自身元气大亏之后已呈虚不受补之势，只有以血肉有情之品，大补肾精，提振元气，才能益精补血，截断机体亏损的进一步发展。

张发荣教授强调，糖尿病肾病阴阳气血俱虚时须用鹿茸丸。历史上以"鹿茸丸"为名的方剂很多，张发荣教授常用《沈氏尊生方》鹿茸丸、《澹寮方》参桂鹿茸丸等。沈氏鹿茸丸药物组成为：鹿茸、麦冬、熟地、黄芪、五味子、肉苁蓉、鸡内金、山茱萸、补骨脂、人参、川牛膝、玄参、茯苓、地骨皮。澹寮参桂鹿茸丸药物组成为：鹿茸、沉香、制附子、当归、小茴香、菟丝子、胡芦巴、破故纸。此外，过度补益可能会导致气血壅滞，适当地活血通络，有利于更好地渗透药力。而且，由于糖尿病肾病的发病基础在于血行不畅而致的瘀血阻络，故活血化瘀法应贯穿治疗的始终。常用药物如川芎、桃仁、红花、丹参等。

2. 浊邪泛溢周身，祛邪尤重通腑　肾为水脏，其气化功能不仅主司二便的排出，更是全身水液周流、得以利用的动力。随着肾中元气不断消耗，气化功能亦严重受损。肾气不能温煦则阴浊不化，肾气不能推动则水浊不能下输膀胱，肾气不能振奋则全身脏腑功能受损。水浊之邪聚集下焦，逐渐充斥全身，成为新的病理产物，并不断产生毒素，侵及以肾为首的脏腑组织。此证之治，正治当通利小便，然肾气不足之时，通利之药常不能发挥有效作用，且毒素侵及全身，小便通虽可利水，但难以泄浊，常常形成用药则症状减轻，不用又恢复原状的局面，故在通利小便的同时，更需重视通腑泄浊。常用的方剂如：温脾汤（大黄、当归、干姜、附子、人参、芒硝、甘草）、尿毒清（大黄、黄芪、桑白皮、苦参、白术）等，其中大黄、芒硝作为主药，攻邪力度也最强，但应注意患者正气是否支持。此外，对于肢体水肿、畏寒肢冷、胸间泛恶、纳呆身重等湿浊中阻证，应充分考虑脾在发病过程中的重要作用，针对脾湿泛溢，常用陈皮、藿香、白豆蔻、苏叶、草果、茵陈、麦芽、鸡内金等芳化药，白花蛇舌草、半枝莲、车前子等化浊药，以及六君子汤、七味白术散等益气健脾方剂。脾肾同治，常常效果更佳。此病患者常伴有多种疾病，病机亦不再单纯，临床治疗时，还须根据患者全身病情的标本缓急状况予以辨证论治。

（二）验案

1. 肾阳虚水泛证

验案：杜某，女，76岁，初诊：1991年10月15日。患者40年前因肾结核切除右肾，5年后相继发现糖尿病、高血压病，一直应用西药治疗。由于担心西药副作用来诊，希望接受中医治疗。患者患有心肌缺血、高血压病、糖尿病等疾病，尿中蛋白常年不消。刻诊面色无华，目下浮肿，下肢水肿，心累气短，食欲不振，腹泻、便溏交替出现，尿蛋白常是 ++ ～ +++，肌酐正常。

诊断：消渴；水肿。

证型：肾阳虚水泛证。

治法：温肾利水，健脾化湿。

方药：真武汤合五苓散加减。

组成：茯苓15g，白芍15g，白术15g，生姜10g，大枣10g，猪苓20g，泽泻20g，桂枝15g，桑白皮15g，地骨皮15g，炙甘草15g，白附片20g（先煎）。6剂。

煎服法：水煎服，一次150mL，一日2次。

自1991年至今，患者一直坚持中西医结合治疗。根据其具体情况，以温肾利水、健脾化湿为大法，加减化裁，提高了患者的生活质量，延缓了病情的进展。

按：本案乃以肾、脾为中心调治糖尿病肾病的典型案例。患者只有一枚肾脏，由于负荷过重，另一枚肾脏很快出现了异常，而糖尿病等疾病的出现则加重了基础的肾脏疾病。患者的症状除了水肿外，尚有如食欲不振、腹泻便溏交替出现等明显的脾虚湿阻表现，故从脾、肾着眼可很快明晰治法。本案患者一枚肾脏缺如，可将其认为是先天不足，先天不足只有靠后天来补，此时脾之运化亦出现不足的情况，若长此以往，会拖累全身气血，故必须两脏同治，方可达到治疗效果。针对疾病较多、病机较为复杂的病患，需删繁就简，充分发挥中医学整体观的优势，将其病机特点以阴阳、虚实、寒热等概括，制订总的治疗方针。老年病患虚证为主者，常常难以明辨是哪个脏腑，此时针对脾、肾先、后天之本进行论治，便可达到补益全身气血、延缓疾病进展的目的。

2. 肾衰食疗案

魏某，女，57岁，初诊：2009年4月20日。患者体型肥胖，40岁时即发现糖尿病，在成都多家医院经用口服降糖药、胰岛素治疗，血糖一直居高不下。就诊时下肢水肿，尿素氮高，血肌酐：470μmol/L。由于病已至肾衰期，故予中西医结合治疗，予注射胰岛素配合中药汤剂。治后病情逐渐改善，水肿较前好转，血糖逐渐下降。在服汤剂的同时，又为其处以食疗处方：黄芪50g，当归15g，三七20g，枸杞子30g，薏苡仁40g，桑白皮40g。与排骨或鸡炖服。其后患者因张发荣教授出国，又嫌注射胰岛素麻烦、吃中药口感不好，就自作主张全停，只坚持服用食疗方加上适当锻炼。2014年5月来诊，述5年来血糖虽不正常，但比过去用胰岛素时下降，血肌酐保持在170μmol/L左右，全身状况良好，心情较前舒畅许多。

按：糖尿病肾病一旦罹患，常伴随患者终生，故治疗亦不能一蹴而就。缓治不仅体现在处方药物的平调寒热、阴阳兼顾等方面，更可在药物剂型上做调整，以使患者在治疗中享受生活的乐趣，提高生活质量。这张食疗处方，药味虽不多，但可体现很多的治法与思想：黄芪功在补气消肿；当归、三七功在活血养血；薏苡仁祛湿化浊；桑白皮意在降肺利尿。五味中药，将益气活血、祛湿化浊的治法体现出来，同时兼顾药物的口味，将服药变成一种乐趣，而不是任务。患者配合得好，加之心情舒畅，所以虽然患者自行停药，疾病不仅没有反弹，反而成功地延缓了进展。

在临证时，张发荣教授总是对患者充满人性关怀，不仅表现在与患者交流时，还体现在处方用药的过程中。我们中医后辈，应当学习的不仅是医术，医德的传承亦是中医及中国传统文化的精髓。

四、糖尿病性胃肠功能紊乱辨治经验

（一）糖尿病性胃肠功能紊乱临证思路概述

糖尿病性胃肠功能紊乱的患者在临床中占有相当大的比例，且中医药治疗对于症状的改善效果显著。张发荣教授抓住糖尿病这一根本，根据不同症状，从胃、小肠、结肠等不同节段去认识、治疗，形成了一套独特的诊疗思路。

1. 病理演变过程　张发荣教授认为，糖尿病患者出现胃肠功能紊乱，是有其内在规律可循的。糖尿病之发，或因劳倦伤脾，或因肥甘碍胃，故糖尿病患者脾胃系统的损伤可能在发病之前便已存在；糖尿病之初，胃肠火炽，火热鼓动气血，透支正气，虽看似强健，但亦为日后之衰埋下了伏笔；随着火热伤津耗气，糖尿病进一步发展而至晚期，脾无运化升清之能，胃无受纳腐熟之功，正气衰败，诸症蜂起。故本病多起于中焦郁火，而精气逐渐衰败一直贯穿疾病的发展过程中，由实转虚，是本病的特点，亦是治疗需把握的关键。

2. 论治规律探究

（1）审症辨位：辨明病变部位是明确核心病机、精准处方用药的前提，此病病位虽皆位于阳明系统，但胃与肠属性不同，治疗迥异，张发荣教授常从症状表现入手，分胃病、小肠病、大肠病而论。胃主受纳，受纳失司则纳呆、厌食、脘腹痞闷；胃主腐熟，腐熟不济则嗳腐吞酸、口中异味。凡见上症，则从胃失健运而论，然亦需以虚实两端别之。因实而积滞则以楂曲平胃散消导；因虚而不运则以香砂六君子助之；寒热不调则以半夏泻心汤平调。在药物运用方面，消渴日久耗及胃阴，则以石斛、天花粉润之；食积日久酿生湿浊，则以白豆蔻、草果除之；脾胃滞涩不欲饮食，常以鸡内金、麦芽消导开胃；气机上逆，呃逆频发常以丁香、吴茱萸降气止逆。"小肠者，受盛之官，化物出焉"，其承接胃中水谷，化物以养奉生身，化物不调，气血生化乏源，则见羸弱之态，水谷结滞小肠，可见腹痛等不适；此外，小肠亦可泌别清浊，水谷由此而别，小肠火炽则大便急迫、小便灼热；肠道虚损则大便或滑或结、小便清长失约。针对小肠湿热而致的腹泻，常以葛根芩连汤治之；而因虚损所致者，则以桃花汤为基本方，温中固涩同施。在药物运用方面，肠鸣水泻重者，常加仙鹤草、车前子以加强分利止泻之功，以达"利小便以实大便"之效；腹痛明显者，加木香、丁香理气止痛；脉沉、粪质稀溏冷清、里寒症状较重者，加制附片增强温运脾肾阳气之功。需要注意的是，一旦腹泻缓解或停止，即应改用健脾除湿法治疗，如参苓白术散之类以巩固疗效，以复胃肠功能。大肠的主要功能为传导糟粕，但同时可主津液，火热充斥大肠，灼烁水津，则易出现便秘之症，针对于此，从津血互生、气行则糟粕出的角度出发，以当归补血汤合增液汤治之，常可获得良效；若大便不通较甚，常酌情使用大黄、芦荟等药，然需注意中病即止。

（2）理气为要："六腑者，传化物而不藏，故实而不能满也"，吐故纳新方可使人体永葆生机，正是由于胃肠同外界相通，气机上下相贯，且易为食积、湿浊、瘀血等阻塞，故理气在胃肠病的治疗方面至关重要。"升降出入，无器不有"，胃肠功能的发挥建立在气机升降的基础之上，而由于种种原因导致的太过、不及，均可成为胃肠功能紊乱的直接原因。张发荣教授认为抓住了气机，便抓住了改善症状的关键点，调理气机常是疾病向愈的契机。但导致气机失调的原因众多，虽说大法不离虚则补之，实者泻之，但如何调畅亦需根据病机而论。在用药方面，若胃气不降、呃逆嗳气者，常以丁香、吴茱萸降逆；胃痞中满者，常以厚朴、枳壳宽中；气滞疼痛者，常以木香、乌药行气；肝气犯胃者，常以佛手、香附调肝；腹泻不收者，常以诃子、石榴皮收涩……气机调畅，痰浊瘀血亦除，精血津液自复。

（3）饮食及生活宜忌：在治疗胃肠病变时，张发荣教授十分强调合理饮食在治疗中的辅助作用。中焦虚弱、脾虚不运者他常告诫饮食宜清淡低脂，甚者予流质、半流质饮食；而大便不通者则宜多饮水以滋润肠道，并增加食物中纤维素的含量；此外，五味过极、过热过寒的食物皆应严格禁忌。

在生活调理方面，强调适当运动在改善胃肠功能方面的重要作用。运动可促进胃肠蠕动，以利于气机下行；且运动可助气血的周流运行，全身气血和畅，更助于胃肠功能的恢复。但应同时注意运动宜循序渐进，避免过度劳累。

3. 小结　张发荣教授辨治糖尿病胃肠功能紊乱，强调以症定位、定性，因人而异，分证论治，在治疗过程中，以气机为核心，以理气为要；并认为一切治疗皆应建立在良好的血糖控制，以及饮食和运动得宜的基础之上。

（二）验案

林某，男，58岁，2005年7月21日初诊。诉患糖尿病3年，空腹血糖在7.5～8.5mmol/L范围内，餐后血糖不稳定，常在15mmol/L以上。患者常感口干，不思饮食，大便稀溏，每日3次左右，时有腰膝酸软。诊见：精神萎靡，面色萎黄，四肢不温，舌红、苔黄腻、中有裂纹，脉沉细。查随机指尖血糖：

11.8mmol/L。

　　诊断：消渴。

　　证型：上热下寒夹湿证。

　　治法：温中涩肠、清解湿热。

　　方药：葛根芩连汤合桃花汤加减。

　　组成：葛根 30g，黄芩 15g，黄连 10g，藿香 15g，苍术 20g，薏苡仁 30g，枸杞子 20g，淫羊藿 20g，干姜 10g，赤石脂 15g，甘草 10g。6 剂。

　　煎服法：水煎服，一次 150mL，一日 3 次。

　　西药给予"诺和龙"降低血糖。

　　治疗 1 周后复诊，诉食欲有所改善，便次较前减少。嘱患者原方继服 1 周，然后改为"藿香正气胶囊每次 4 粒，每日 3 次，黄连素片每次 5 片，每日 3 次"。治疗 40 天后，症状明显减轻，患者自觉良好，至今病情稳定，未见反复。

　　按：本案患者为中老年男性，从年龄上分析，正是天癸逐渐衰竭，正气从强到弱的阶段，故容易出现虚实夹杂、寒热错杂等病机表现。从该患者的临床表现来看，也证实了此点。口干、舌苔黄腻为胃热居于上；精神萎靡、大便溏稀、四肢不温为肾阳亏于下，故此患者的腹泻一症，若单纯清利湿热则耗及阳气，若只是温中涩肠，又有关门留寇之弊，故温清同施，将复杂病机分而治之，方可获效。

　　张发荣教授常常谈及糖尿病病机复杂的问题，在此做一总结。糖尿病患者较其他患者更易出现较为复杂的病机特点，是由该病的特点决定的。具体说来，糖尿病发病是一个漫长且较为复杂的过程，消渴之始生，或"酒气与谷气相薄，热盛于中"（《素问·厥论》），或"怒则气上逆，胸中蓄积……转而为热"（《灵枢·五变》）。结合现代人的发病特点，多食少动、过度劳累、情志失调、嗜食肥甘等因素皆可成为该病的诱因，正是由于引起该疾病的原因众多，且常常是由于复合因素导致，故糖尿病在发病之初即具备了较为复杂的病因特点，而病因的不同即会导致病机各异。另外，糖尿病作为终生性疾病，随着病情的进展，会逐渐波及全身脏腑组织，从而使全身的病机变化难以明辨。再次，随着目前现代医学的快速发展，大量的治疗药物问世，而这些药物的使用常常会改变患者的体质特点，造成一些药物性的症状，从而又为本不明朗的病机平添了一层迷雾。最后，该病患者以老年居多，老年人随着正气的亏损，阴阳难以达到调和的状态，常出现虚实夹杂的情况，加之老年患者常患有多种疾病，常服用数种化学药物及保健品，众多的药物影响因素使病机难以单纯。针对于此，为了提高辨证的准确性，张发荣教授强调以下几点：首先，治病先识体质。早在《灵枢·阴阳二十五人》中，便提出了不同体质有不同发病趋势的观点，就糖尿病患者而言，阴虚火旺体质与湿热相合体质的病情发展路径及治疗方案截然不同，故辨体质作为基础环节，在中医治疗疾病的体系中的作用至关重要。其次，需厘清糖尿病病变过程的一般规律。虽说糖尿病病机复杂且因人而异，但大体的发病过程不离"郁、热、虚、损"四大阶段，根据病程长短及患者状态，不难对患者的病情做初步的定位。再次，需抓住主症进行辨治。由于糖尿病为终身性疾病，致病因子通过津血不断浸润周身，全身脏腑组织皆易受累，故常常表现出多种症状，辨证施治时强调治分先后，分明主次，反对大包围式的治法，主症往往是当下病机特点最核心的体现，集中力量攻克之，不仅增强了患者的治疗信心，更常见到一症解而全身松的神奇疗效。最后，注意患者当下在使用的其他治疗方案。随着现代医学的飞速发展，目前的糖尿病患者一般都会使用降糖药物或胰岛素控制血糖，弄清这些药物的药理特性，对于解释临床症状大有裨益，如很多患者在服用二甲双胍后会出现胃肠道的不良反应，若以此来就医，我们必须明辨此症状是疾病导致，还是药物所致。故详细询问病史、系统管理患者，对于核心病机的把握有着至关重要的作用。

五、脑卒中辨治经验

（一）脑卒中临证思路概述

脑卒中，又称"脑血管意外"，是由于脑部血管突然破裂或阻塞导致血液不能贯注大脑而引起的脑组织损伤的一组疾病，包括缺血性和出血性脑卒中，属于"中风"的范畴。临床以猝然昏倒、口眼㖞斜、不省人事、半身不遂为特征。张发荣教授长期从事脑血管病研究，集各家之长，系统总结出中风的常用治法和辨证分型，在控制该病症状、提高生活质量等方面疗效显著，并具有很强的实用性和针对性。

1. 病机认识及治疗概述　张发荣教授认为本病的主要病机是肝肾不足，正气亏虚，痰瘀互结，损伤脑络。具体而言，随着年龄渐增，正气渐亏，肝肾真阴逐渐亏损，脉络不利，痰瘀相合，阻塞不通，构成了本病发生的病理基础。在情志过激、饮食不节、外邪入侵、劳累过度等因素的影响下，肝风内动、气血逆乱、上冲脑海、损及脉络，血溢脉外则为脑出血；痰瘀渐盛、闭阻脑络、气虚血少，壅滞不通则为脑梗死。总之，本病以正气内虚、肝风内动为本，风火痰湿瘀血阻闭经络窍道为标。

2. 诊断特色

（1）临床识证重眼征：古人认为，目睛是脏腑之气上注的精华所在，瞳神是整个眼睛的核心，系入于脑，精气与内脏相通，故通过观察瞳神可了解内在的脏腑病变。《灵枢·大惑论》曰："五脏六腑之精气，皆上注于目而为之精。精之窠为眼，骨之精为瞳子，筋之精为黑眼，血之精为络，其窠气之精为白眼，肌肉之精为约束，裹撷筋骨血气之精而与脉并为系，上属于脑，后出于项中。故邪中于项，因逢其身之虚，其入深，则随眼系以入于脑。入于脑则脑转，脑转则引目系急。目系急则目旋以转矣。"此段论述即为后世眼诊的发展奠定了理论基础。《银海精微》指出："瞳人（即瞳仁）开大眼不收而展缩者……肝受风，痰盛也。"即用眼诊来诊断疾病的例证。张发荣教授认为，眼虽与全身脏腑之精气皆有联系，但同肝、肾的关系最为密切，"肝开窍于目"，肝受血而能视，肝和则能辨五色，中风者多由情志不稳而肝风内动，内风引动气血，搏集血络，从目中便可窥知；瞳仁属肾，乃元气汇聚之所，肾上通于脑，故脑部病变必在瞳仁有所反应。具体而言，张发荣教授常从眼球活动度、瞳神和瞳仁大小三方面来辨识。

眼球活动度：多数伴有向出血侧凝视的症状，基底节区出血 2mL 以上则可见到。患者如意识清醒，可令其随指向左右水平移动眼球，多可发现患者易于视向出血侧，而移动于健侧后，也可迅速转向患侧。对大出血及超大量出血者，患者神识不清，眼球几乎固定凝视于患侧。如兼有项强，则认为脑出血的可能性极大，需立即行相关检查以证实或排除。从中医的理论来讲，肝受风之后，主筋的功能受到影响，筋脉或瘛疭，或痿软，或拘急，故目与项亦表现出明显的筋脉舒张伸缩受损的征象。眼球的这种表现随病情缓解可逐渐减轻或消失，眼球复转灵活；也有随病情危重而固定于正中者，多提示预后不良。

瞳神：瞳神即瞳仁的神态和光泽。神是生命存在的象征，能反映机体的盛衰存亡。《素问·移精变气论》曰："得神者昌，失神者亡。"说明辨得神与失神，能判断病之轻重，预测吉凶。若瞳神晦暗，无光泽，双目无神，是因脏腑气血逆乱，五脏之精气不能上濡于目，肾中之元气已无神识支配，随时有可能走向死亡。

瞳仁大小：正常瞳仁直径为 2.5～3.5mm。病后双侧瞳仁大小正常，表示病情轻且相对稳定，大多预后良好；双侧瞳仁直径缩小至 2.5mm 以下，多属中脏腑闭证，为风邪、痰浊、瘀血阻闭于内，常伴发热、呕血、喉间痰鸣、抽搐等；一侧正常，一侧缩小，为邪实内盛，气机逆乱，痰浊阻滞，清窍蒙蔽，心肺之气亦虚，病情较重，有脑疝形成迹象。如病情进一步加重，热势不退，呼吸急促，伴痰声辘辘，不易咯出，甚至呃逆频繁，为由闭转脱的征兆；若双侧瞳仁散大，或瞳仁由小转为散大，眼球活动呆滞，则又属阴阳离绝，真阴真阳欲脱的表现，临床常见额汗如油如珠，面色晦暗，手撒肢冷，脉微细数等症，进而呼吸时快时慢，时强时弱，时叹息或抽泣，此时病情凶险，十难救一。故主张在瞳孔缩小之时应重在化痰逐瘀，通利下窍，引血下行；同时控制并发症，防止热势增高及痰浊壅肺，以免耗伤津气，加重病情。瞳仁由小变正常，或由不等大转为正常，多属邪退正复佳兆，但须有全身状况的改善，如神志呼吸平稳，脉搏和缓等。此外，他强调中风多属"内风"所动，"风"有善变之特性，病情反复无常，不能以瞳仁恢复正常大小而放松观察和治疗。

（2）认证深入辨闭脱：中医所讲的"中风"包含现代医学的诸多内容，中国古代医家从症状表现出发，将中风中的中脏腑部分大体分为"闭证"和"脱证"，而每个部分又以阴阳别之，分为阳闭、阴闭、脱阳、脱阴四大类型，根据临床实际的观察，他认为对于很多病患来说，"闭"与"脱"常常难以截然划分，且经常相互转化，这既是针对该病的临床实际情况，也是基于风邪的致病特征而言的。例如，临床上我们经常看到这样的患者：突然发病，伴神志昏迷、半身不遂、呼吸气粗、喉中痰鸣、面赤身热、脉弦有力，似闭证的表现，但患者同时又有肢体软瘫、手撒遗尿等脱证的征象。这时在辨证上究竟辨为闭，还是辨为脱？治疗究竟是固脱、还是开窍？张发荣教授认为，对这类患者，其闭证表现，即邪实内闭仍然是矛盾的主要方面，应按闭证治疗，其脱证的表现亦是由于闭阻不通所导致。在治疗过程中，若病情持续恶化，出现呼吸微弱、汗出如珠、四肢厥冷、脉微欲绝等症，则属于由闭转脱，当急用回阳固脱之剂治疗。另有一些患者，一发病就是典型的脱证，其中有的很快死亡，有的经过抢救转危为安，反而出现闭证表现。所以，闭证与脱证，作为一个疾病的阴阳两端，常可兼见，也可相互转化。一般说来，由闭转脱是病情加重的表现，由脱转闭是病情好转、正气渐复的佳兆。

传统观点认为，两手握固与手撒，以及二便闭阻或自遗、失禁是辨别闭证、脱证的主要依据。但张发荣教授对此持否定意见。他认为从现代医学观点来看，凡中枢神经系统受损引起的瘫痪都应见肢体强硬、两手握固，为肌张力升高所致，又称"硬瘫"，中风偏瘫就是属于这样一种类型。但在临床上，中风患者有时却表现出"软瘫"，甚至神识清楚的患者也可出现"软瘫"，即肢体柔软、两手撒开等肌张力下降的表现。这是由于大脑皮层突然在病变的刺激下，处于严重"休克期"的表现，有时可持续较长时期。休克期度过后，肌张力逐渐升高，最终又多变为"硬瘫"。所以单凭手撒（软瘫）这一表现不能辨为脱证。中风患者在急性期多有二便闭阻，后随着脑窍闭阻逐渐畅通，气机亦恢复升降之能，而此时正气亏损，许多患者会出现二便不受控制的情况，这是疾病发展使然，并不应认作是脱证的表现。

综合上述观点，张发荣教授认为，中风患者在初发时多为闭证，若初发即为脱证，则病情异常凶险，需及时抢救治疗。后期脱证的诊断亦应根据患者的全身症状综合分析，如有大汗淋漓、额汗如珠如油、四肢逆冷、呼吸微弱、脉微欲绝等临床表现，则属脱证无疑。"脱证""闭证"之间，一旦辨别错误，对患者的影响可能是致命性的。

3. 论治探讨　根据中风的症状表现，分为中风急性期（发病2周之内，病情发展变化迅速）、中风痉挛期（发病后2~4周，以联合反应、共同运动、紧张性反射、肌张力增高和痉挛状态为主要表现）、相对恢复期（发病后5周~6个月，在此期或被治愈，或进入后遗症期）、中风后遗症期（发病后6个月以上未痊愈者）。在急性期的治疗上，强调以峻猛之品直达病所，并应注意对正气的顾护，后遗症期则多在辨证的前提下，从症状入手，以主症为治疗契机，调整全身阴阳邪正状态。现分述如下。

（1）中风急性期辨治：本证以发病急骤、猝然昏仆、不省人事、喉间痰鸣、口眼㖞斜、半身不遂，或部分意识障碍、神志昏蒙、时清时昧、头痛呕吐、瞳孔缩小或两侧瞳孔不等大等为临床特点，常为脑血管病致脑水肿、颅内压增高所致。针对脑血管病以正气亏虚为本、痰瘀互结为标的基本病机理论为指导，对于脑出血、脑血栓形成及脑梗死等脑病，均宜采用益气、活血、止血、化痰、逐饮、通腑法，以参附汤、三生饮、甘遂半夏汤综合化裁治疗。临床常以人参、生南星、生附子、川芎、水蛭、大黄、三七、蒲黄、甘遂、车前子组成主方。方中用参、附回阳固脱，有虚脱者可治疗，无虚脱者可防微杜渐；生南星、生附子具有强烈的助阳祛寒、逐风痰、通经络功效；三七配合川芎、水蛭，既可止血，又能祛瘀，化瘀生新，具有相辅相成的双相调节功效；甘遂、大黄配合车前子，从二便分消逐邪，通腑、利尿，对于减轻脑水肿，降低颅内压疗效良好。根据具体病情，本方可随症加药：火热内盛，发热、舌红、口渴者，加黄芩、黄连各10g，玄参15g；风痰上壅，喉间痰鸣、鼾声如雷者，加川贝、天竺黄、竹沥等；初期出血量多，可选加大蓟、小蓟、仙鹤草之类，等等。

（2）中风缓解期辨治：张发荣教授认为，中脏腑证与脑血管病致脑水肿、颅内压增高密切相关，经过3～14天治疗，一旦病情得以控制，无论神志状况如何，皆应参照中经络证辨证论治。鉴于肝肾不足、痰瘀互结为中风的基本病机，故补益肝肾、化痰活血应贯穿中风缓解期之各种证候的治疗之中。在核心病机的指导下，他根据此期常见的风痰、偏瘫、失语、眩晕、神呆五大主症予以辨证论治与对症治疗相结合的方案。

1）风痰：以喉间有痰、口角流涎、胸闷不适、舌强言謇为主症，兼见半身不遂、肢体麻木、舌苔厚腻、脉滑等症，治宜祛风化痰、理气通络。主方常拟涤痰汤加减，方药为：姜半夏、竹茹、枳实、茯苓、橘仁、胆南星、菖蒲、西洋参各10g，甘草、生姜各5g，水煎服。若痰涎上壅、咯吐不爽者，加皂角、旋覆花各10g，竹沥15g；痰稠者，加瓜蒌、杏仁、川贝各10g；饱胀不思食者，加山楂、神曲、鸡内金各10g；咳逆上气者，加苏子、旋覆花各10g；口角流涎而神呆者，加郁金、远志各10g。

2）偏瘫：以半身不遂、痿软无力、口眼㖞斜为主症，兼见面色无华、舌质淡紫或有瘀斑、苔薄白、脉细弱或细涩，治宜益气活血。方选补阳还五汤，药用：生黄芪 60～150g，当归尾、赤芍、白芍、桃仁、红花、地龙各 10g，水煎服。他认为，相对于以风痰症为主要表现的患者，偏瘫患者多因正气不足，不能推动血液运行，日久成瘀，闭阻不通所致，针对病机，故以大剂量黄芪为君，以小剂量理血、活血之药为臣、为佐，有神志障碍者，多因痰涎闭阻，加远志、菖蒲、郁金各 10g 以化痰开窍；口干、舌红少津者，乃是气损及阴，加石斛、麦冬各 10g，玄参 15g；气虚及阳、怯寒肢冷者，加桂枝、制附片各 10g；若兼肾虚腰膝酸软者，加杜仲、续断、桑寄生各 10g。

3）失语：以失语或言语不利为主症，兼见半身不遂，口眼㖞斜，舌苔淡白，脉细弱。针对于此，常从肾亏而论，究其缘由，肾之经脉"循喉咙，夹舌本"，舌与喉即为发音的重要器官；语言中枢位于脑，肾上通于脑，脑腑失用，其治宜在肾；肾阳衰于下，全身水液不得温化，上犯于脑则塞于清窍，语声謇涩不能出。故立补肾开窍法，佐以温化，方以地黄饮子为主，药用：干地黄、巴戟天、山茱萸、石斛、肉苁蓉、五味子、白茯苓、麦冬、制附子、菖蒲、远志各 10g，官桂 5g，水煎服。方中以生地、山茱萸补养真阴以益脑髓，肉苁蓉、巴戟天补肾阳以复气化，桂、附温养真元以化寒湿，本方温而不燥、滋而不腻，有滋补肾气、济阴和阳、化痰开窍的作用，对于中风失语症能起到上下同治、标本兼顾的作用。加减法：口干、舌红少津者，去桂、附，加玄参 15g；痰涎多、语言不利者，加天竺黄、胆南星、地龙各 10g；病久入络、经络闭阻者，加丹参 15g，桃仁、红花各 10g。

4）眩晕：以头目眩晕、耳鸣耳聋为主症，或兼有肢体麻木偏瘫、动风抽搐等，舌红苔黄，脉弱。脑病之后仍有眩晕之症作，说明体内风邪并未完全祛除，若不及时医治，恐有再发的可能。对于此症，常从"风""痰""虚"立论，且三者相互关联，补虚祛邪，治宜同步，张氏处方喜用"天麻钩藤饮"，药物如天麻、钩藤、石决明、栀子、杜仲、黄芩、川牛膝、益母草、桑寄生、茯神各 15g。若大便闭结者，加大黄 5g 通腑，既可泄热以降肝阳，又可泻浊以升清气；潮热时作、舌红少苔者，为肝肾阴亏、虚火上浮之候，加生地、玄参、麦冬各 15g；年迈体弱、精血不足者，加枸杞子、桑椹、制首乌各 15g；动风抽搐者，需平肝定惊，常加僵蚕、地龙各 10g。

5）神呆：以记忆力下降、反应迟钝、神呆为主症，可兼见失眠多梦、抑郁焦虑、半身不遂等。本病之治当分虚实，虚则髓海亏虚，神机失用，当责之于肾精、肾气之衰，实则脑络为痰瘀闭阻，驱邪虽为正治，补气通络、温通开窍亦为常用治法。在他的处方中，黄芪、黄精、枸杞、制首乌、郁金、合欢皮、川芎、当归、远志、菖蒲皆为常用之品。患者若无内热，黄芪可逐步增至150g以增强其益气运血之力；夜尿多或小便失禁者，加益智仁、山药各15g，五味子10g；头痛者，加葛根15g，延胡索10g；耳鸣耳聋者，加磁石15g，僵蚕10g。

此外，在辨证施药的基础上，对中风脱证、闭证及缓解期诸证尚配以针灸治疗，在打通脉络、祛瘀逐邪方面常可补药物之短处。

4. 病势评估　张发荣教授认为，本病预后转归与中邪的浅深、发病部位、病情轻重等密切相关。在急性中脏腑阶段，影响预后转归的因素有颅内压、血糖、血压等，若脑水肿、颅内压增高得以消除，血压能控制在160/100mmHg左右，血糖能控制在8.3～11.1mmol/L，经过3～14天治疗，病情渐趋好转，则预后良好。反之，颅内压不断增高，血糖、血压过高或过低，伴昏迷加重、高热呕吐、呕血便血，则预后险恶。中经络无神志障碍而以半身不遂为主者一般病情较轻，多在3～14天内逐渐好转，部分患者可获痊愈；若发病后病情逐渐加重，出现神志昏迷者，则预后欠佳。

（二）验案

1. 痰瘀闭阻，肝风上扰证

验案：张某，男，72岁，初诊：1987年6月16日。平素除血压偏高外，无其他器质性疾病，身体轻度肥胖，胃口特好，很喜欢吃猪肉，数十年养成的习惯是每晚要工作到11点钟才休息，睡觉前要吃1个半的炖猪脚，从不失眠，睡眠质量高。1987年6月，刚从北京开会回来，劳顿未消，又赶往成都参加研究生论文答辩会，夜间11点在宾馆看论文时突然头剧痛，口眼㖞斜，半身不遂。立即送医院住院治疗，诊断为脑出血，及时给予西医治疗。由于其为中医世家，患者和家属要求配合中医治疗，会诊时症见：颜面发红，神志似清非清，阵阵躁扰不安。询问患者病情，患者时应答时昏睡，发出鼾声。张口呼吸，有喉间痰鸣。左侧肢体强硬，口渴喜饮。大便干，能解，舌质红绛，舌苔黄燥，脉弦滑。

中医诊断：中风。

证型：痰瘀闭阻，肝风上扰证。

治法：化痰逐瘀，平抑肝风。

方药：天麻钩藤饮加减。

组成：天麻15g，钩藤30g，黄芩30g，栀子15g，石决明20g，茯苓20g，夜交藤30g，杜仲20g，川牛膝15g，益母草15g，胆南星10g，三七粉10g，蒲黄10g（包）。3剂。

煎服法：水煎服，配鲜竹沥10mL同服，一次150mL，一日3次。

服1剂后，神志稍清，躁扰不安减轻。原方再服2剂后，神志已清，有饥饿感，想吃回锅肉。家属满足患者心愿，让患者饱餐了一顿回锅肉。下午5点左右吃完，晚上病情剧变，再度出现神志恍惚、手足躁扰不宁、时有呻吟声等症，家属紧急邀请会诊。诊其脉弦滑有力，询问其饮食情况后，辨证为食停胃脘，浊气攻心。

重用大承气汤（大黄30g，芒硝30g，厚朴20g，枳实20g），急煎，每隔2小时服1次，大便泻下2~3次停服。

服药3小时后开始腹泻，2小时内腹泻3次，停服。神志逐渐清爽，神情转为平静。改用楂曲平胃散调理肠胃。

按：患者本身年事已高，嗜食肥腻厚味，痰食素盛，加之近日工作忙碌，劳倦耗伤气阴，肝肾阴亏导致阴虚阳亢，气血上逆，发为中风，以天麻钩藤饮平肝息风，兼以补益肝肾、化痰逐瘀。佐以胆南星、鲜竹沥清热涤痰，三七、蒲黄化瘀止血，全方共奏清热平肝、化痰开窍、活血止血之功。天麻钩藤饮是近现代治疗高血压病的常用方，对于辨证为肝阳偏亢、肝风上扰的患者有较好疗效。现代药理学研究表明，天麻钩藤饮可通过促进血管内皮修复，降低血管张力而起到降压作用。3剂之后患者神志症状明显减轻，但因再次大量进食肥甘而病情加重，饮食自倍，损伤肠胃，食停胃脘，中焦气机升降失常，清气不升，浊热上扰心神，使心主神志之功能失司，故见神志不宁、躁扰不安，当以大承气汤攻下通腑，荡涤食积。大黄重用为君，泻下攻积，荡涤胃肠，推陈致新，安和五脏；芒硝软坚泻下，导滞除热；伍以利气消满之厚朴、理气消痞之枳实。本方为攻下实热之峻剂，患者为老年男性，当中病即止，泻下后神志转清，改用楂曲平胃散运脾消食。从本案中，我们可充分认识到"通腑法"在食积、痰浊闭阻急症中的重要作用，通腑行滞，一可祛除造成痰热互结的病理基础，二可通畅气机，以复全身升清降浊之功，在改善疾病进一步恶化发展方面常有着其他治法不能达到的效果。

2. 阴虚神乱证

验案：杜某，男，71 岁，平素身体健康，无器质性疾病。三月前因妻子尿毒症病故，从此沉默少言，情绪低落，食欲下降，睡眠欠佳。当晚发病情况为睡觉醒来小便时突然昏倒在地上。家属闻其倒地的声音，前去查看，发现口眼㖞斜，神志似清非清，语言謇涩，不能清楚回答问题，左手在空中乱舞，张口呼吸，有鼾声，喉间有痰鸣，小便自遗。患者两个儿子都是医生，初步判断为中风，遂立即送医院抢救。在西医院治疗 3 周，病情得以控制，生命体征平稳，手在空中乱舞、喉间痰鸣消失，其余症状如故。近 1 周来患者产生幻觉，感觉周围有很多老鼠要咬他，恐惧不安，不停眨眼，表现出躲闪行为。针对这一幻觉，西医曾用镇静剂治疗无效，遂请中医会诊。会诊时症见：主症同前，舌苔黄燥少津，舌质深红。

诊断：中风。

证型：阴虚神乱证。

治法：益气养阴，安神定志。

方药：天王补心丹加减。

组成：太子参 20g，麦冬 15g，五味子 15g，当归 10g，熟地黄 15g，天冬 15g，玄参 15g，丹参 15g，酸枣仁 30g，远志 10g，茯苓 10g，柏子仁 10g，磁石 20g，黄连 10g。3 剂。

煎服法：水煎服，一次 150mL，一日 3 次。

服药 3 剂后，恐惧老鼠的幻觉消失，故去黄连，加黄芪 60g、水蛭 10g 以益气活血进行调治。

按：患者近几个月情绪抑郁，并因情志原因引发中风发作，基本病机是气虚血瘀，阻滞经络，目前症见恐惧焦虑，突出的主症是恐惧老鼠的幻觉。幻觉从何而来？因患者由肝风内动导致中风，有内风存在，患者舌苔黄燥少津，舌质深红，说明有内热伤阴之病机，风热之邪扰乱心神，故产生幻觉。《素问·灵兰秘典论》曰:"心者,君主之官也,神明出焉。"思、恐、忧、惊、虑等精神心理活动与许多脏腑功能活动相对应,但心在其中起到了主导作用,许多情志疾病,我们均可从心来论治。患者于三个月前妻子病故后情绪低落至今,肝气不舒,气郁日久,化火耗伤心阴心血。而"心主神明"之功有赖于心阴的充养,心阴不足则导致神志不安。治以天王补心丹益气养阴、安神定志,方中熟地黄滋肾养心,配玄参、麦冬、天冬滋阴清热,伍酸枣仁、柏子仁养心安神,丹参、当归补养心神,太子参、茯苓、远志益气宁神,五味子酸收敛神,加黄连、磁石,意在清心降火,镇心安神,交通心肾。三剂服后,患者全身阴血得以充养,心神自安,故幻觉消失。天王补心丹出自《校注妇人良方》,是滋补心阴、养血安神的代表方,滋中寓清,清中寓镇,心、脾、肾兼顾,气、血、阴同治,多用于治疗抑郁症、焦虑症、神经衰弱等心系疾病。二诊时取补阳还五汤之义,旨在治疗患者口喎、语言不利之中风后遗症,加以黄芪60g甘温补气,气帅血行,瘀消络通,水蛭替换地龙,化瘀更佳。

3.气虚血瘀证

(1)验案一:谢某,女,45岁,两年来血压时高时低,波动在130~150/80~90mmHg之间,平时没有明显的头昏痛感觉,饮食、睡眠尚可,月经正常,上班精力旺盛。一月前因工作劳累紧张,上班时突然头胀痛,右手书写失灵,速去医院就诊,检查诊断为"脑出血"。住院治疗1个月,脑出血得到控制,但右侧肢体失灵未完全恢复,全身强痛,有被鞭打、捆绑之感,曾用补阳还五汤、身痛逐瘀汤加减治疗,均无明显效果。究其原来诊断辨证、处方用药,无可非议。既然中风时间不长,脑出血吸收良好,治疗方法得当,为何疗效不好呢?在疑惑之际,追根溯源,张发荣教授反复琢磨王清任对补阳还五汤的论述。温故知新,王氏应用该方将剂量分为小、中、大三个档次,大约分别为60g、120g、240g。再次查阅之前服用的补阳还五汤,发现黄芪用量为30~40g。于是,在王氏经验的启迪下,将前医处方做一调整。

诊断:中风;痹证。

证型:气虚血瘀证。

治法:益气活血。

方药:补阳还五汤。

组成：黄芪 100g，当归 15g，桃仁 10g，红花 10g，川芎 10g，地龙 10g，川牛膝 10g，甘草 10g，秦艽 10g，羌活 10g。2 剂。

煎服法：水煎服，一次 150mL，一日 3 次。

患者服用 2 剂后，感觉周身烘热，身上紧束捆绑样感觉有所减轻，没有不适反应。由此可见经络、阳气开始疏通。既然加大黄芪剂量初见疗效，于是将黄芪剂量加大为 250g，再服 2 剂之后，遍身汗出，顿觉全身松绑，疼痛消失。但患者仍有精神欠佳、腰膝酸软乏力，肾虚证候显露，原方黄芪剂量减半，加龟板 15g、巴戟天 15g 补肾壮骨，调治月余，不适症状基本消失。

按： 补阳还五汤为气虚为本，血瘀为标之气虚血瘀中风证所设，其配伍特点是大量补气药与少量活血药相伍，以大补元气为主，活血通络为辅，生黄芪用量独重，当为君药。本案患者有高血压病病史，黄芪为升阳举陷之药，是否会造成血压升高呢？国医大师邓铁涛的经验是，黄芪轻用升压，重用则降压。如治疗低血压常用补中益气汤，其中黄芪用量不超过 15g，而治疗气虚痰浊型高血压病，必用 30g 以上。在谨慎辨证之后，果断调整前医的处方用量，易黄芪量为 100g，配川牛膝补肾祛瘀，秦艽、羌活祛风通络。2 剂之后，患者无不适表现，继续加大黄芪用量至 250g，药后患者脾胃之气得以培补，气旺血自行，瘀去络通，全身阳气得以通达，故一身疼痛皆去，取得满意疗效。医家不传之秘在于量，经过仔细辨证，没有否定前医的治疗思路，而是大胆调整药物剂量，终获佳效。但需警惕的是，本方针对本虚标实之证，如遇肝阳上亢，痰阻血瘀，舌红苔黄，脉洪大有力之实证高血压病或高血压病后遗症，再用如此大剂量的黄芪，就犯"虚虚实实之戒"了，张锡纯对此曾言："然王氏书中，未言脉象如何，若遇脉之虚而无力者，用其方原可见效，若其脉象实而有力，其人脑中多患充血，而复用黄芪之温而升补者，以助其血愈上行，必至凶危立见。"

（2）验案二：高某，男，72 岁。患者脑梗死，经治出院后左侧肢体活动障碍 3 个月余，症见：面色白、表情淡漠、少气懒言、言语謇涩、记忆力严重下降、性格较前易怒多疑、腰膝酸软、纳差、眠可，夜尿 2～3 次，大便正常。左侧肢体肌张力明显增高。舌体偏向左，舌黯淡苔略厚，脉缓细无力。既往有原发性高血压和糖尿病，血压、血糖控制良好。初诊西医诊断为：脑梗死恢复期。

中医诊断：中风。

辨证：气虚血瘀证。

治法：益气活血。

方药：补阳还五汤加减。

组成：黄芪60g，当归10g，川芎15g，桃仁10g，红花10g，赤芍15g，地龙10g，川牛膝15g，胆南星10g，水蛭15g，益智仁20g，藿香15g，白豆蔻10g。7剂。

煎服法：水煎服，一次150mL，一日3次。

二诊：服药后精神好转，夜尿减少为1次，但胸闷痰多，言语不清，舌质黯淡苔腻，脉较前有力。说明患者对该方剂的反应尚可，但纠正脉络亏虚仍需更大剂量的黄芪，且应辅以化痰之药，故将前方黄芪加至100g，又加陈皮、法半夏、茯苓各15g，石菖蒲、远志各10g。水煎服，15剂。

三诊：精神明显好转，胸闷痰多基本消失，能自行在平地缓慢行走，但肢体乏力，记忆力仍较差，舌质黯淡，苔薄白，脉同前。前方去陈皮、法半夏、茯苓，黄芪加至150g，川芎、赤芍加至20g，又入龟板10g。水煎服，25剂。

四诊：服药1个月，记忆力加强，情绪明显好转，言语清晰，可自行上下楼梯，舌质胖嫩淡红，苔薄白，脉弦缓有力。前方龟板加至20g，并配红参10g、细辛5g。此后持续服药2个月，精神逐渐好转，言语较流利，情绪能自控，二便正常，左侧肢体肌张力明显下降，生活基本能够自理。

按：此患者中风后遗偏瘫，根据症状及舌脉当辨证为气虚血瘀证，气虚为本，血瘀为标，即所谓"因虚致瘀"，故以补阳还五汤为基础方益气活血通络。增以善走奇经之水蛭，破血逐瘀，川牛膝补益肝肾兼以活血，益智仁补肾缩尿，藿香、白豆蔻化湿和中，胆南星化痰开窍。二诊患者症见胸闷痰多，言语不利，苔腻，痰阻明显，加大黄芪用量至100g以大补脾胃之元气，使气旺以促血行，祛瘀而不伤正。患者痰盛为气虚津液运行障碍所致，除加强补气外又辅以二陈汤燥湿化痰，针对言语不利加石菖蒲、远志增强化痰开窍之功。其后，逐渐加大黄芪用量，又配红参以大补元气、龟板填精滋肾养肝、细辛通络，终取得了满意的疗效。在该例中风患者的治疗上，张氏抓住其气血不足、肝肾精亏、痰瘀阻络的基本病机，在益气活血之上，配以化痰、填精之法，并贯穿治疗过程始终，达到了提高临床疗效之目的。需注意的是，补阳还五汤治疗中风后遗症需久服，愈后还应继续服用，以巩固疗效，防止复发，本病案中患者共服药百余剂，终达到填益人体真气以除废瘘之效，即所谓"谨守病机"之"守治法"，如诊治中途因疗效缓慢而易方，诚难达到如此疗效。

六、甲状腺功能亢进症辨治经验

（一）甲亢临证思路概述

甲状腺功能亢进症简称"甲亢"，指由于甲状腺激素过多而引起的甲状腺毒症，主要临床表现为多食、消瘦、畏热、多汗、心悸、激动等高代谢症候群，以及不同程度的甲状腺肿大和眼突、手颤、颈部血管杂音等，严重者可出现甲亢危象、昏迷，甚至危及生命。根据其临床表现，与中医学"瘿病""消渴""心悸""汗证""虚劳"等相关，其中以"瘿病"关系最为密切。西医目前多采用抗甲状腺功能亢进药物、放射性疗法与手术治疗，但因其副作用较大并易继发甲减，成为医学界难题之一。张发荣教授多年来潜心研究甲亢的中医治疗，取得了较好的疗效，积累了很多宝贵的经验，兹整理总结如下。

1. 病因病机阐新知，益气养阴为大法　中医对本病记录较早，早在战国时期的《吕氏春秋》中已有"轻水所，多秃与瘿人"的记载，《三国志》中还引用了"十人割瘿九人死"的说法，说明当时已多采用手术的方法治疗本病。后世总结了一些有效的治法及方药，如《疡医大全》的四海舒郁丸和《外科正宗》的海藻玉壶汤等。但是应该看到，古代中医对甲亢的认识并不全面。根据现代研究，古时的"瘿瘤"等疾病，主要是由于生活条件较差，居住环境水质不好等，食物中缺乏微量元素——碘，造成甲状腺肿大而形成瘿瘤，即西医所称"缺碘性单纯性甲状腺肿"。现代由于生活条件的改善，缺碘造成的单纯性甲状腺肿即瘿病已经很少见。现在的甲亢，更多是指毒性弥漫性甲状腺肿，即 Graves 病，如仍按照古法治疗则疗效不佳，有时候甚至会适得其反。张发荣教授从易患该病的患者群的生活方式出发，观察到生活压力大、作息不规律、情绪长期不畅或遇到精神创伤为本病的易发因素。而从病机模式上看，本病多起于"肝"，肝气郁结，则全身气机疏泄失司，而颈部为肝经所过之处，加之较为狭窄，气机易壅结于此；肝郁日久化热化火，故有面红目赤、急躁、眼突；热邪传变迅速，传于胃则消谷善饥、口渴引饮；传于心则心悸气短、心烦、脉数；肝郁克伐脾土，脾脏功能受损，则水谷精微不能运化而为全身所用，反而酿生痰湿浊毒，故全身肌肉日渐亏少，正气逐渐不支，痰浊结滞于颈部更加重了气机的郁闭不通，日久侵及血分，入于脉络，而成瘀血。时至后期，肾中真阴受损，乙癸同源，肝肾相互损伤，更使本病发展为全身性疾病，且易反复发作，恢复极难。综上，张发荣教授在对甲亢的认识上，立足于"肝"，以"肝气不舒"作为出发点，以"邪热耗气伤阴"作为长期存在于本病发展过程的病理状态，以"肝""脾""心""肾"的症状作为认知及治疗的重点，以"益气养阴"作为甲亢最基本治疗大法，临床常选用党参、太子参、西洋参、黄芪、黄精、女贞子、玄参等。通过益气养阴，提高患者免疫力，从而达到扶正祛邪的目的。在病势转归的预测方面则强调，治疗后若脉象缓和、性情平静、食欲降低、大便调和、体重增加，是病情好转的征兆。张氏常说，脉搏能反映人体气阴之盛衰，故临证时重视诊察脉象的缓急变化，以此判断病情的轻重及进退，便捷且准确。

2. 辨证论治为基础，专病专方相结合

甲亢虽起于肝，但亦为全身性疾病，故需强调中医的辨证论治、因人制宜，但同时，由于该病患者普遍存在着"邪热耗气伤阴"的病机特点及"甲状腺肿大""眼突"等症状，故专方治疗亦在临床运用广泛，现分述如下。

（1）基础治疗以辨证论治为主

根据甲亢的主要临床证候特点，主要分为以下 4 种证型论治。

1）肝火旺盛证：多出现在本病之初，主要表现为颈前轻度或中度肿大，柔软光滑无结节，心烦易怒，恶热自汗，面部烘热，口苦口干，食欲亢进，眼突，手抖，大便量多，舌质红，苔黄燥，脉弦数。治以清泄肝火为主。常用栀子清肝汤（栀子、牡丹皮、柴胡、白芍、当归、川芎、牛蒡子各 10 ~ 12g，党参 15 ~ 20g，甘草 3 ~ 6g）加减。烦躁易怒者加龙胆草 10g、夏枯草 15g、黄芩 10g 清泻肝火；手颤严重者加钩藤 15g、白蒺藜 10g、石决明 30g 平肝息风；多食易饥者合用白虎汤清泻胃火，益胃护津。

2）心肝阴虚证：随着本病的发展，母病及子，火热之邪耗气伤阴，故而出现此证，主要表现为颈前肿块或大或小，质较光滑，心悸不宁，心烦少寐，目眩手颤，纳亢消瘦，口咽干燥，舌质红，苔薄黄或少苔或无苔，脉细数。治以滋阴养血、宁心柔肝。常用天王补心丹（生地黄、玄参、天冬、麦冬、当归、五味子、柏子仁、远志、酸枣仁各 10 ~ 12g，党参、茯苓、丹参各 15 ~ 20g）。手抖甚者加钩藤 10g、白芍 15g、白蒺藜 10g 以平肝息风；大便稀而次数多者加用炒白术 15g、薏苡仁 30g 以健脾止泻。

3）心肾阴虚证：多出现在本病中后期，热邪深入机体损耗肾阴，或老年患者，肾阴本就亏耗，者主要表现为颈前肿大、目突手颤、目睛干涩、心悸心慌、消谷善饥，女子月经不调或闭经，男子阳痿、性欲下降、腰膝无力、疲倦乏力。舌红无苔或少苔，脉沉细数。治以滋阴养精、补心益肾。常用滋水清肝饮加减（熟地黄、山药、山茱萸、茯苓、泽泻、柴胡、白芍、栀子各 15g，牡丹皮、当归各 10g，酸枣仁 20g）。口苦耳鸣、腰膝酸软者，加桑寄生 20g、川牛膝 15g 强肾壮腰；男子阳痿加淫羊藿 20g、仙茅 10g 壮阳强身；女子月经量少或闭经，加制何首乌 15g、益母草 15g、阿胶 15g，以养血活血。

4）气阴两虚证：本证型亦发生在甲亢的中晚期，且前期火热愈盛，气阴损耗愈加严重，该证型的表现就更加突出，主要表现为颈前喉结两旁结块肿大、神疲乏力、潮热盗汗、心悸怔忡、汗出短气、手足心热、手指震颤、眼球突出、饥不欲食、消瘦等；或兼有失眠、虚烦、潮热，或渴不欲饮、腹胀满闷、大便溏稀，或头晕耳鸣、腰痛齿摇，或足踝水肿；舌质红，或淡红，苔少，脉细而无力。治疗当益气养阴、散结消瘿。常以生脉散合牡蛎散加减（党参、黄芪、牡蛎各 30g，白术、夏枯草、生地黄、麦冬、五味子等各 15g），肝火仍旺者加龙胆草，心火亢盛者予栀子，气虚多汗者加浮小麦，脾虚便溏者去生地黄加淮山药，失眠多梦严重者予酸枣仁、夜交藤、茯神木等。

（2）专病专方：甲状腺肿大、眼突两个症状为甲亢患者的常见症状，治疗起来也非常棘手，张发荣教授行医 60 载，积累了丰富的治疗经验，现简述如下。

1）甲状腺肿大是因肝郁气滞，津血难行；或先天不足，素体阴虚；或后天失养，肝肾阴虚，煎熬津液，形成痰凝血瘀，阻碍血液运行，脉络瘀滞，痰瘀交阻颈前而发病。故治疗应从痰、瘀入手，采用软坚散结、活血化瘀之法，在辨证论治的基础上常合三子养亲汤或选加黄药子、山慈菇、土贝母、夏枯草、浙贝母、三棱、莪术、三七等。关于黄药子，李时珍在《本草纲目》中指出其有"凉血降火，消瘿解毒"之功，治疗急性期甲亢确有较好疗效，但如长期大剂量应用，容易对肝脏造成损害，故在临床中常采取间歇式用法，一般每日剂量10g（或10~15g），并配合党参、黄芪、地榆应用，扶正祛邪，连续用2周后停药2周再用，用用停停。如此运用，疗效良好，且从未出现肝损害者。同时，肿节风亦为治疗本病常用之药，此药解毒消瘿肿，可调节免疫功能，为治疗甲亢瘿肿的良药之一。

2）对于眼突的论治，张氏认为"肝开窍于目"，肝郁火热上犯目窠则眼胀，日久血瘀痰阻而致眼球突出。治疗应清泻肝火，常在辨证论治的基础上合用龙肝泻肝汤或选加谷精草、夏枯草、桑叶、菊花、白芍、石决明、决明子、车前子、泽泻、丹参、川芎、白花蛇舌草、白芥子等清肝、活血、化痰之品。此外，张氏在长期临床实践中，观察到灸法治疗本病有良好疗效，因此经常推荐患者配合灸法治疗。

（二）验案

宋某，女，38岁。1年前体检时被诊为"甲状腺功能亢进症"，并开始服"丙硫氧嘧啶"，早晚各100mg。因近2个月烦躁易怒，情绪不稳，手颤抖明显而来诊。刻诊甲状腺略肿大，质地稍硬，失眠，纳可，大便干结，数日1行，舌微红，苔薄黄，脉数。检查：脉搏：90次/分，TSH：0.003mIU/L↓，FT3：20.95pmol/L↑，FT4：68.5pmol/L↑，肝功能未见异常，B超示：甲状腺不均匀改变伴左侧叶稍大。

西医诊断：甲状腺功能亢进症；中医诊断：瘿病。

证型：肝郁气滞证。

治法：清火解郁，疏肝散结。

方药：逍遥散合消瘰丸加减。

组成：柴胡15g，茯苓15g，白芍15g，白术15g，黄药子15g，玄参15g，浙贝母15g，夏枯草15g，猫爪草15g，酒大黄10g，薄荷10g（后下），当归10g，炙甘草10g，牡蛎30g（先煎），黄芪30g，党参30g。6剂。

煎服法：水煎服，一次150mL，一日3次。

另嘱其勿食海产品、辛辣刺激物，避免剧烈运动，保持情绪稳定，规律作息。此后，以上方为基础，随症加减，黄药子采取服半月停半月的方式，坚持服用 1 年半后，手不抖，情绪稳定，甲状腺大小基本恢复正常，质地柔软，身体无明显不适。复查：脉搏：70 次 / 分，TSH：1.20mIU/L，FT3：5.10pmol/L，FT4：22.5pmol/L，TRAb（－），肝功能正常。嘱其停服"丙硫氧嘧啶"，逐渐减少服中药频次，不吃海产品，保持情绪稳定。随访 1 年未复发。

按：本案乃中西医结合治疗甲状腺功能亢进症的典型验案。本案患者在患甲亢之初只服用西药治疗，不仅指标控制不好，症状亦无明显改善，极大地影响了生活质量。患者为青年女性，当下的状态有明显的肝郁气结，郁热化火，痰火阻塞的特征：烦躁易怒既是导致该病的原因，亦为该病产生之后的表现；手颤抖为肝郁化热，热邪引动肝风所致；甲状腺肿大、质地稍硬，为热邪充斥于颈，加之痰气互结所致；失眠为母病及子、肝热传心的表现；大便干提示阳明热象，结合舌脉特征，整体呈现出一派肝郁化火，火热充斥全身的表现。治之之法，当清泻肝火治其标，疏散肝郁治其本，再辅以健脾化痰、益气固本。选用调肝益脾的名方逍遥散及消散结滞的消瘰丸，是针对该病病机特点而设，再辅以夏枯草清肝明目、酒大黄清泻阳明积热，黄芪补气升清，以防火热过度耗伤正气。黄药子间歇用之，既有效改善了甲状腺功能，又不至于对人体造成损害，全方组方全面，紧扣病机，加之患者长期坚持治疗，故最终取得了良好的疗效。

七、甲状腺功能减退症辨治经验

（一）甲减临证思路概述

甲状腺功能减退症，简称甲减，是由于低甲状腺激素血症和甲状腺激素抵抗导致的全身性代谢综合征，可引起机体多个系统功能低下及代谢紊乱，如基础代谢率和神经系统兴奋性下降，以及心脑血管系统、呼吸系统、消化系统、肾上腺、性腺等脏器功能下降，甚至衰竭等。目前，我国甲减患病率逐年攀升，给医疗带来了较大的挑战。西医一般使用甲状腺激素替代疗法，但存在需长期服药且有些患者症状改善不明显的情况，张发荣教授在多年临证过程中，对该病的病因病机认识及处方用药均有自己独到的体会，现就其特色内容简述如下。

1. 病因病机认识 本病在中医学多属于"虚劳""瘿劳""痴呆""水肿"的范畴，病因方面，首先需考虑禀赋因素，有些患者气血素亏，阳气虚少，随着身体机能的退化，以及后天各种因素对身体的影响，很容易导致甲减的发生；其次，本病之病位在颈，颈部为肝经所过之处，且《素问·金匮真言论》云："东风生于春，病在肝，俞在颈项。"进一步说明了肝与甲状腺的关系。现代社会虽然远比以前富足，但人们所承担的压力却与日俱增，肝气郁结必定会导致肝司疏泄、肝主藏血等功能的失常，日久会对甲状腺功能的发挥产生影响，若此人素体虚弱，即有可能发生甲状腺功能不足；此外，由于时代的变迁，已基本见不到因饥饿或过度体力劳累导致的虚劳性疾病，反而由于空气污染、食品添加剂等导致的体内阴阳失调，以及过度脑力劳动、缺乏体力劳动等因素导致的气机不通、血行凝滞的患者占到了多数。综上，可将导致该病的原因归纳为禀赋不足、肝气不疏、外毒刺激以及久思少动，而肝气不疏为该病目前高发的重要因素。

在病机的认识上，当从该病常见的症状出发进行分析。甲减一病，波及范围极为广泛，既可导致精神萎靡、行动迟缓、畏寒嗜睡、体重增加等全身症状，亦会导致诸如心动过缓、心包积液等心系症状，以及腹胀便秘、恶心厌食等胃肠症状和肌肉痿软无力等运动系统表现，严重者甚至发生昏迷，针对如此多的全身性的综合征，首先当从"肾阳"的角度去认识，肾中所寄者乃元阳也，对全身各个脏腑组织功能的发挥均起到至关重要的作用，且一旦亏损，极难恢复，常呈进行性加重的趋势。故张氏认为"肾阳不足"是该病的核心病机；此外，其性情、神志方面的症状可归为"心"，消化、精力方面的症状可归于"脾"，而随着阳气亏耗的加重，水湿痰瘀等阴邪逐渐产生，并形成病理产物，对脏腑气血形成进一步的伤害。基于上述认识，便形成了针对甲减的以"肾阳亏虚"为本，以"心""脾"功能失调为进一步发展，以水湿瘀血为标的病机认识。

2. 补虚泻实为治则，阴中求阳疗效佳 张发荣教授认为甲减主要影响心、脾、肾三脏，各脏阴阳气血亏虚程度不同，加之多伴气滞、痰凝、血瘀的病理产物，故常呈现虚实夹杂等多种证候。但不管证型如何变化，"补虚泻实"是甲减总的治则。结合临床实际情况来看，温肾助阳、健脾益气、活血祛瘀、化痰利水、滋阴补血应为主要治法。

从使用的药物上进行统计分析，温阳常用附子、干姜、肉桂、鹿角片、淫羊藿、仙茅、巴戟天、肉苁蓉、菟丝子、枸杞子等；健脾益气常用人参、黄芪、茯苓、白术、山药、炙甘草等；滋阴补血常用生地黄、熟地黄、麦冬、天冬、女贞子、当归、白芍、阿胶等；活血祛瘀常用丹参、桃仁、红花、川芎、益母草、三棱、莪术等；化痰渗湿常用茯苓、猪苓、泽泻、薏苡仁、法半夏、陈皮、车前子、赤小豆、白芥子等。根据甲减之临床表现的不同特点，现分证型论述如下。

（1）阳虚水肿：临床主要表现为倦怠嗜睡、神疲乏力、畏寒肢冷、水肿（黏液性水肿），伴耳鸣耳聋、腰膝酸软、皮肤干燥脱屑、毛发干枯脱落、食少脘痞等。治宜温阳行水，常用真武汤加减。药用：制附子、茯苓、白术、白芍、生姜、桂枝、车前子、炙甘草、益母草、红花、白芥子等。黏液性水肿一症主要是由阳气亏虚、痰瘀互结所致，若只是温阳益气，药力难以迅速达到肌肤腠理，临床疗效常不明显；但若只是化痰逐瘀，不从根本论治，虽可暂时缓解症状，但疗效往往不能持久，故常在制附子、白术等药物基础之上，佐以益母草、红花、白芥子等逐瘀化痰，在温阳的基础上辅以通络之力，才是标本兼治之法。张发荣教授强调，制附子、炙甘草是治疗本病的一组良好药对，两药合用，能减毒增效，可作为基础方使用。

（2）心阳不振：心为阳中之阳，主血脉，通神明，其功能的发挥必须靠阳气的温煦、推动作用才得以实现，甲减影响全身阳气的温煦与敷布，对于心胸阳气聚集之所常会带来更严重的影响，而以两方面的表现尤为突出：一为心主血脉、主神明的功能缺失所导致的心累气短、不欲言语、脉动缓慢为主的症状；二为心阳不振，水湿沉积于心胸所导致的头昏心悸、憋闷不舒为主的表现。而此二者亦常相互影响，合而为患，为治疗带来了难度。故从心为阳中之阳的生理功能出发，常以四逆汤振奋心阳，以苓桂术甘汤通阳利水，再辅以温煦肾阳之药，以改善全身阳气状态，药物使用诸如制附子、干姜、炙甘草、桂枝、茯苓、白术、人参、鹿角片、淫羊藿等。

（3）肾精不足：肾精乃肾阴肾阳之根，亦是全身阳气发动的根基，肾精损耗的原因，不只是局限于房劳过度、久病及肾等方面，过度的脑力活动、作息不规律亦会导致，而随着现代人们生活压力的增大、夜间娱乐活动的增多，此证型也逐渐增多。临床表现多为倦怠乏力，久病患者可见全身衰竭，男子阳痿，女子月经不调，脉沉迟、舌淡苔白腻，此外，亦可由此引起全身各个系统的阳气不足、阴精损伤的症状。临床中常治以温阳补精，常用右归饮、右归丸加减，药用熟地黄、山药、山茱萸、枸杞子、鹿角胶、菟丝子、杜仲、当归、肉桂、制附子、龟板胶、仙茅等。对于阴阳症状偏颇不明显者，张氏喜用全真一气汤（制附子、熟地黄、人参、麦冬、五味子、白术、川牛膝）加减。全真一气汤出自清·冯楚瞻《冯氏锦囊》，冯氏曰："凡有生之物，莫不假诸阳气以为生发之根，及其经也，必阳气去而生气始绝。明乎此，则救生者，当知其所重矣。"故此方制方之意，在于升发、鼓动阳气，并重视气对于阳的支持作用，方中合以生脉散意即在此。此外，此方济阴和阳，契合甲减之病机根本，故常作为治疗甲减之基础方。

　　另外，考虑到甲减病程长、患者长期服药困难，需配合食疗，对于有明显阳虚畏寒见症者，常用当归生姜羊肉汤（当归10g，羊肉100g，生姜20g）炖服，每周3次。患者服后自觉舒适，故多能坚持，对疾病的改善大有裨益。

　　张发荣教授强调甲减是一个难治的慢性疾病，病理过程长，需要长期调整阴阳气血，不能操之过急，若看患者当下阳虚症状较重，即用大热大补的猛剂，常会出现火热灼伤气血的副作用，甲减患者虽然以阳气不足为主，但阴阳互根互用，阳气的缺乏往往会导致体内阴液不足，只不过症状被阳虚掩盖，切勿遗漏这一重要病机。

　　若因用药失当而出现明显热象，可加黄柏、知母等滋阴降火。甲减的治疗周期通常在1.5～3年，只要坚持治疗，多数会取得较好的疗效。由于阴阳互根互用，"无阳则阴无以生，无阴则阳无以化"，所以在补阳过程中，应注意"阴中求阳"的使用，适当配伍养阴药物如黄精、女贞子、旱莲草、制首乌、玉竹、石斛等，不仅可以佐制补阳药物的温热之性，以防燥热伤津的弊端，更可使阴生阳化，阳得阴助而生化无穷。

（二）验案

　　莫某，女,49岁。2013年10月29日初诊。患者有甲状腺功能减退症6年余。因怕冷、口干来诊。刻诊：面黄、神疲、倦怠、畏寒肢冷、口干、少汗、纳少、偶有心悸，已经停经。二便正常，脉细弱，舌苔薄白。心率：60次/分，一直服用左甲状腺素片，每日50μg。检查示：TSH: 34.96m IU/L, FT3: 1.8pmol/L, FT4:

0.8pmol/L。

诊断：西医诊断：甲状腺功能减退症；中医诊断：瘿劳。

证型：脾肾阳虚证。

治法：温肾助阳。

方药：全真一气汤加减。

组成：党参 30g，麦冬 15g，五味子 10g，熟地黄 20g，川牛膝 15g，炒白术 15g，制附片 15g（先煎 1 小时），鹿角胶 15g，淫羊藿 20g，菟丝子 15g，枸杞子 20g，炙甘草 15g。6 剂。

煎服法：水煎服，一次 150mL，一日 3 次。

患者一直以此方调理，2 个月后复诊：自觉诸症缓解，全身舒适，口不干，但手足仍冷，舌脉同前。心率 65 次 / 分，检查：TSH：10.86m IU/L，FT3：2.0pmol/L，FT4：5.7pmol/L。治宜温肾助阳，益气活血。于前方中加入黄芪 30g、当归 10g、桂枝 20g、红参 10g。

服药 3 个月后复诊：诸症明显好转，甲状腺功能检查各项指标正常。此后患者仍间断服用此方，随访半年未复发。

按：此病案乃全真一气汤治疗甲状腺功能减退症的典型病案，患者为中年女性，从其年龄及体质特点来看，患者已属于"七七任脉虚，太冲脉衰少，天癸竭"的年龄，而由于常年患有甲状腺功能减退症，患者阳气虚少、气血不足的表现更加突出，但综合患者症状表现来看，虽总体以阳气虚衰为主，但口干少汗则为阴液不足的表现。此时若一味温阳，而不顾及阴液，很容易造成治疗的偏颇。基于此，选用可以温阳益阴的全真一气汤，调理阴阳，以平为期，不偏不倚，故能取得较好疗效。

八、男性性功能障碍辨治经验

（一）男性性功能障碍临证思路概述

随着社会压力的增大及人们对生活质量追求的提升，以性功能障碍为主诉求诊的男性患者越来越多。男性性功能障碍的表现主要集中在性欲、阴茎勃起、性交、射精和性高潮五个环节上，且在各个环节的表现不尽相同，但在中医看来，不同表现的背后常有统一的核心病机作为支撑，故在治疗方面，只要辨好证、选对方，不同的症状常能用一张处方治愈。张发荣教授在长期从事内分泌工作的过程中，亦对该病做了细致的研究，形成了一套独特的辨证处方规律，现简要述之如下。

1. 重视"肝"在发病过程中的作用　肾司前阴，通过治肾的方法去治疗性功能障碍，当是治疗之常法，但临床中发现，"肝"在男性性功能障碍中的作用亦非常重要，尤其对于年纪较轻的患者，肝气不舒及肝经湿热为常见证型。肝与男性的前阴有哪些关系呢？首先，肝主筋，男子阴茎乃宗筋之聚，其正常的功能赖于宗筋之柔韧。足厥阴肝经循会阴，入毛中，抵小腹，环阴器。肝气郁滞，则筋脉失和；肝经湿热下注，则筋脉弛缓不收；肝经阴寒，则筋脉拘挛，上述情况均可导致男性性功能障碍。《灵枢·经筋》云："足厥阴之筋，其病……阴器不用，伤于内则不起，伤于寒则阴缩入，伤于热则纵挺不收。"《素问·痿论》云："宗筋弛纵，发为筋痿。"说明肝通过经络的联系，密切地影响着男性的性功能。其次，肝主疏泄，气机的顺畅不仅可保障阴茎的正常勃起，更起着协调男子排精功能的作用，肝主疏泄正常则气血调畅，才能保证男子排精的正常。同时，肝主疏泄调节着人体的情志活动，而男性性功能正常与否与情志活动亦有着密切的关系，由于情志失调，肝失疏泄引起的男性性功能障碍在临床上屡见不鲜。再次，肝藏血，具有储藏血液和调节血量的功能。肝调节血量，对阴茎的作用更为突出，宗筋功能的正常全赖于肝血的滋养，正如现代医学所指勃起功能的产生是由于静脉窦大量充血所致，如果肝血不足，血不能充盈于宗筋，则出现勃起不坚甚至阳痿不举等男性性功能障碍。正是基于上述原因，故将"肝"作为辨治该病的核心病位。

2. 辨证分型论治　临床常根据症状表现的不同分为肝经湿热证、肝气郁结证及肾阳亏虚证进行辨治。

（1）肝经湿热证：本证多见于较年轻、体质较为壮实的男性患者，且一般嗜食烟酒、夜宵等，生活作息大多不甚规律，症状多表现为性欲较旺，虽能勃起但举而不坚，多伴有早泄之症，同时亦常伴有阴囊潮湿、口干口苦、口中异味、头发多油、眼中分泌物多、性情急躁，但同时亦伴有疲倦无力等表现，针对于此，常以龙胆泻肝汤（龙胆草、栀子、黄芩、川木通、泽泻、车前子、当归、生地黄、柴胡、甘草）为基础方进行治疗。若方证相应者，常能在数剂内获得良效。

（2）肝气郁结证：本证亦常见于年轻患者，在诊病言谈之间常能感受到患者多为心思缜密、不能释怀之人，此类患者往往症状同身体特征不能相符，比如本是身强力壮之人，但却诉因某事之后完全不能勃起，或早泄十分严重等，此外，亦常伴有性格内向、自尊心强等性格特征。由于肝郁乘脾，此类患者很多还伴有脾胃症状，或打嗝反酸，或胸脘满闷。针对于此，常以疏肝解郁法治疗，方选四逆散、柴胡疏肝散加减（醋柴胡、白芍、枳壳、陈皮、香附、川芎、佛手、郁金、合欢花）等方剂。此外，此类患者治疗重点应放在心理疏导方面，找到问题的症结所在并进行耐心的交谈，对患者予以适当的鼓励，往往比药物的治疗更关键。

（3）肾阳亏虚证：此类患者往往年龄偏大，或是体质虚弱且长期不育的年轻人，其表现多为性欲冷淡、阳痿精冷、神疲倦怠、双下肢及腰部酸软无力，活动后尤甚，平素畏寒肢冷，性格多偏冷漠。常以二仙汤合右归丸治疗（仙茅、淫羊藿、巴戟天、当归、黄柏、知母、熟地黄、白附片、肉桂、山药、山茱萸、菟丝子、鹿角胶、枸杞子、杜仲），肾精不足、阴阳虚衰偏颇不明显者，亦常以全真一气汤温阳益阴。同时需注意，补阳药物可出现燥热伤津之弊端，应在药物中加以佐制，使温补得以持久。对于老年患者，应劝其顺其自然，不能违背人体生理规律，逆势而行。

（二）验案

高某，男，39岁，2007年11月12日初诊。阴茎勃起不坚4年余。近4年来阴茎勃起功能逐渐减退、性欲减退，偶有勃起但不坚，服用各种补肾药无效，并出现心情抑郁、口苦口黏、腰酸痛、阴囊潮湿、小便黄、尿有余沥、大便正常、睡眠差、偶见心悸、鼻塞等症状，患者既往有过敏性鼻炎史。舌质红、中有裂纹、苔微黄，脉弦数。

中医诊断：阳痿。

证型：湿热下注，肝郁气滞。

治法：清热利湿，疏肝解郁。

方药：龙胆泻肝汤加减。

组成：苍术 30g，车前子 30g，蒲公英 30g，野菊花 20g，合欢皮 20g，龙胆草 15g，黄芩 15g，栀子 15g，泽泻 15g，柴胡 15g，香附 15g，川芎 15g，神曲 15g，木通 10g，生地黄 10g，当归 10g，甘草 10g，苍耳子 10g，辛夷 10g（包煎）。7 剂。

煎服法：水煎服，一次 150mL，一日 3 次。

2007 年 11 月 19 日二诊：自诉晨勃有力，次数明显增加，性欲有所增强，口苦口黏、阴囊潮湿、小便黄等症状均有改善，尿道口时有白色液体流出，于原方中加酸枣仁 30g 增强养心安神功能，牡蛎 30g 收敛固涩，再予 7 剂。

11 月 26 日三诊：诉性欲明显增强，勃起正常，睡眠质量有所提高，余症皆除。舌质偏红、少苔，脉细。原方加黄连、肉桂各 5g 交通心肾，又予 6 剂。

药后症状基本消失，随访 2 年，情况良好。

按：此案乃龙胆泻肝汤为主治疗性功能障碍的典型医案，患者为中青年男性，出现勃起功能障碍的时间已有 4 年，从其症状来看，肝经湿热的表现比较突出，热邪走上，湿邪走下，湿热相合，如油裹面，极难祛除，龙胆泻肝汤首载于《兰室秘藏》，仅 7 味药。张发荣教授所用方为 10 味，出自《医宗金鉴》，主治肝胆湿热下注证及肝胆实火上炎之证。湿热见于肝胆经，治宜清肝泻火、利水渗湿，湿热去则诸症自除。此方中龙胆草大苦大寒，上能清肝胆实火，下可泻肝胆湿热，为方中君药；黄芩、栀子泻火解毒、燥湿清热，用为臣；佐木通、泽泻、车前子渗湿泄热，使湿热从前阴而出，以柴胡疏畅肝胆，并能引诸药归于肝胆之经，且与黄芩相合既解肝胆之热，又增清上之力；用养血之生地、当归以防其虚；甘草为使，调和诸药，防寒凉伤胃。在该病案中，还施以重剂的苍术、车前子、蒲公英、野菊花，以加强全方利湿清热之力。

湿与热相结，黏滞难除，湿热下注宗筋，则导致宗筋弛张而阳痿，且湿热互结，下注精窍，宗筋气血不畅是阳痿缠绵难愈的主要病机。如《素问·脏气法时论》所谓"肾欲坚，急食苦以坚之"，故在运用该方时，但凡阳痿患者症见不同程度的阴茎痿软，阴囊潮湿臊臭及瘙痒、坠胀，口苦咽干，小便黄赤，舌红、苔黄腻，脉弦数或滑数等肝胆湿热下注之征象，均为本方选用的依据。

张发荣在临床中喜用龙胆泻肝汤，且常出现效果喜人的案例，之所以能够活用此方，主要是他对此方理解深刻，能够在治法及用药方面灵活加减变化。如此方治疗阳痿，临证根据气血阴阳盛衰之不同，常辅以温补下元、补益心脾、益肾宁心、疏肝解郁等法。若阴囊潮湿、瘙痒甚者，可辅用清热利湿止痒外洗方药（苍术、黄柏、苦参、土茯苓、地肤子各30g，枯矾、蛇床子、花椒各20g），阴囊潮湿、瘙痒，甚者汗出诸症，总不离湿，故常以风药对症用之，取"风能胜湿"之意。阴囊潮湿虽有寒热之分，但他认为以热者多见，故以清热利湿为主，苦参、苍术多配对用之。若小便黄甚，赤涩不适，小腹胀者，配以重楼10g、黄连5～10g、蒲公英30g、野菊花20g清热；通草5g、牛膝15～20g导热下行；延胡索15～20g、小茴香10g行气消胀等。

九、水肿辨治经验

（一）水肿临证思路概述

水肿是临床常见病症，中医认为与"肺、脾、肾"关系密切，其病因复杂，多为邪盛正虚、寒热夹杂，故治疗较为棘手。张发荣教授认为水肿一病，病机涉及五脏，单靠一方一法难以奏效，当在准确辨证的基础之上，或寒温并用，或攻补兼施，有是证用是方，诸法并进，方可取得理想的疗效。对于难以进药的患者，还需配以药熨、浴足等外治之法，方可使药达病所，取得治疗效果。在多年的行医实践过程中，他总结出了针对水肿辨治的常用五法，并以五脏为基础进行分论，使临床辨治条分缕析，现总结如下。

1. 水肿治疗五法

（1）发汗消肿法："汗法"作为中医最常用的治法之一，不仅可直接将水液由玄府排出，更可借发散之力宣发肺气，调动其"主治节"的生理功能，以调节水液代谢。该法常用于风水初起或慢性肾炎的急性发作阶段。在其处方中，主要用麻黄、紫苏叶、浮萍、荆芥、防风等发汗药为主要组成或直接使用越婢加术汤。曾有一位患者，西医诊断为肾病综合征，中医诊断为风水，曾用五皮饮、银翘五皮饮、五苓散等方治疗半月，水肿大半消散，但面目、下肢仍微肿，血压偏高，尿蛋白不消。张发荣教授针对患者无汗、时有恶寒等特点，认为是风邪闭阻腠理，影响水气运行所致，故在原方基础上加麻黄、紫苏叶各15g。服药3剂后，患者面目、下肢水肿明显减轻，血压亦恢复正常。人皆言麻黄升高血压，然而在本案中，麻黄宣透腠理，利水泄浊，用之血压不升反降，充分体现了中医学以辨证为基的理论特点。以本法治疗水肿，虽然未用利尿药，但临床上却有很好的消肿效果。

（2）滋阴利水法：水肿患者本身是水液壅盛，而滋阴药药性滋腻，容易留滞湿邪，那么水肿的治疗是否就不能采用滋阴法呢？张发荣教授认为不是绝对的。临床上阴虚、水湿并存的患者也是很常见的。如水肿患者症见口燥咽干、头昏目眩、舌红少苔、脉细数等，则属于阴虚内热、虚阳上亢。20世纪70年代以来，随着激素类药物的广泛使用，这类肝肾阴虚的水肿患者越来越多。张氏用猪苓汤、六味地黄汤等作为基础方加减，用滋阴利水法治疗水肿，取得了较好的疗效。水肿常常是由于水液代谢失常，过多的水液存留于脏腑血脉之外，看似水湿壅盛，实则脏腑血络之津液相对匮乏；外周水液不能流通，郁而化热，则加剧了阴虚燥热的症状。此时补益真阴，可增强脏腑功能，使新水生而浊水去，有助于体内新陈代谢的进行。

（3）清热解毒法：严用和《严巧济生方·水肿论治》云："又有年少，血热生疮，变为肿满，烦渴，小便少，此为热肿。"在《重订通俗伤寒论》和《广温热论》中有尿毒致肿的记载，说明疮毒内攻，津液气化失常亦能导致水肿。由于目前卫生保健事业的发展，疮毒性疾病较之先前已有明显减少，但在偏远山区仍时有发生。基于此，张发荣教授认为清热解毒仍是重要治法，热邪去则气血归于平和，水液代谢恢复有序状态。临床常用金银花、连翘、黄芩、黄连、蒲公英、紫花地丁、野菊花、板蓝根、射干、马勃、半枝莲、白花蛇舌草等清热药治疗水肿，疗效良好。

（4）泻下逐水法：泻下逐水法虽作用峻猛，但如用之得当，常为一般方法所不及。多应用于病情严重，诸法医治无效且又二便不利的水肿患者，果断用之常能逐水祛邪，转危为安。常用药为大戟、芫花、甘遂、商陆、牵牛子、大黄等。但应用本法，有如下几点需要注意：①注意中病即止，以防过度耗伤正气，若一剂不效，但患者正气又不支，可暂缓用药，待正气恢复，再行使用；②注意攻补两端的合理把握，这不仅需要医师的经验技术，更需要一个负责任的医疗态度，四诊详察，充分掌握患者目前的身体状况，辨别患者正气是否充盛，不能想当然地认为患者一日腹泻数次就会正虚，更需从神志、语言、动作、思维、呼吸、脉搏、饮食睡眠情况等综合把握，亦需注意辨别"至虚有盛候，大实有羸状"的情况；此外，无论何种水肿，经治后水肿消退，常是暂时性的，不等于机体的正气已复、病根已除。余邪未净之时，应注意攻补兼施，若一见肿消，便急于纯补，补阳可能助长热邪，补阴则助长湿邪，均可引起水肿复发。③注意密切观察患者在治疗过程中的反应，若患者在服药过程中出现明显腹痛、恶心欲吐或大便及呕吐物中带血等情况，则须立即停药，否则有大失血之患。

（5）温阳利水法：水为阴邪，得温则行，遇寒则凝。温阳利水法早在张仲景的名方"五苓散"中便有了明确的体现，之所以要温阳，张发荣教授认为有以下几点原因：①阴邪当以阳治，阳气温煦之性可化水湿；②阴者凝滞而少动，阳气宣散之性可行水湿；③由内伤杂病引起的水湿壅滞，多是由于肺、脾、肾运化水湿能力下降，而阳气主动，可激发脏腑发挥应有的功能，从根本上治疗水湿之邪。在具体的方药选用上，当以振奋阳气之药、温煦阳气之品、宣通阳气之剂别之。振奋阳气常选用四逆汤，药用白附片、干姜等；温煦阳气，则选用红参、肉桂等药；宣通阳气者，多用桂枝、吴茱萸、丁香等药。但温阳之法用之失宜会助热伤津，加重病情，故一定要在准确辨证基础之上加以运用。

2. 五脏辨证为基

张发荣教授认为，水肿辨证方法虽多，但以五脏为本进行辨治，不仅切合临床实际情况，且可更好地把握核心病机，降低辨治难度。现就水肿五脏辨治之法简述如下。

（1）肺水：肺水起病之初，症状似风热感冒，以发热恶寒、咳嗽或咽痛、脉浮为主，继则目下如卧蚕状，下肢或全身浮肿。虽言肺水，实多与西医之急性肾小球肾炎相关。20世纪60～70年代，张发荣教授经常到农村出诊，遇见许多急性肾小球肾炎患者，尤其以青少年多见，中医辨证诊断为：外感风热水肿，治以解表宣肺利水，先用越婢汤合五苓散为基础方加减，咽喉肿痛明显者加金银花、板蓝根清热解毒，咳嗽痰多者合用葶苈大枣泻肺汤泻肺祛痰，病情常能得到迅速控制；继用五味异功散加山药、白茅根、车前子、藿香、麦芽健脾化湿善后，屡获痊愈之功。部分急性肾小球肾炎患者伴血压升高表现，而越婢汤方中需用麻黄解表通阳，现代药理研究认为麻黄会加快心率、升高血压，为防止出现不良反应，只需在方中配有石膏、猪苓等清热利尿之品，则可避免。

（2）肝水：肝水是以肝硬化腹水为主的一类难治性水肿，属中医学"臌胀"范畴。古代多用十枣汤、舟车丸之类治疗。由于舟车丸组成含轻粉，对肝脏有损害，临床现已不用。根据其气滞血瘀水停的病机，以及"见肝之病，知肝传脾，当先实脾"的基本治则，常用实脾饮（干姜、白附片、白术、茯苓、炙甘草、厚朴、大腹皮、草果、木香、木瓜）加三七、蒲黄、莪术、麦芽、鸡内金之类；腹水严重、大便秘结者，单用健脾利水往往难以收效，可加牵牛子、芫花等泻下逐水，以使邪祛正安，病情多能得到缓解。20世纪70年代初研究中西医结合期间，张发荣教授受邀在某医院肝病区担任中医查房工作，当时肝硬化腹水患者很多，西医用大剂量利尿剂治疗，开始效果不错，反复使用后，疗效递减，有的患者在治疗过程中出现身软乏力、肌肉酸痛抽搐、嗜睡，甚至昏迷死亡的情况。张发荣教授发现应用中医药治疗腹水的患者，利尿消肿虽不如西药快，但相当一部分患者的腹胀水肿、恶心厌食也逐渐缓解，且无上述不良反应。说明中医药治疗肝水有独特优势，不失为一个重要选择。

（3）心水：心水以心累气短、端坐呼吸、不能平卧、颜面四肢或全身水肿，或脉结代为特点，多由各种原因造成心体受损、心气不足、脉动无力、血行不畅、瘀阻于心所致，常见于各种心衰病。张氏强调，心水之治，重在分清阴阳。若舌红少苔或无苔，口干苦者，属气阴两虚，治宜养阴化气行水，常用生脉散合五苓散加车前子、葶苈子之类；若畏寒肢冷、舌苔润滑、四肢不温，属心阳虚衰，治宜温阳化气行水，常用五苓散合真武汤之类；若胸闷气滞重者，可选加瓜蒌皮、郁金、枳壳之类；若水肿重，大便秘结者，可选加大黄、牵牛子、芫花之类峻下逐水。部分心水患者，配合使用下法后，心累气紧、咳逆上气等症状可迅速得到改善，因此下法是治疗心水的重要治法之一。

（4）脾水：张发荣教授认为脾水多由脾虚不运、湿浊中阻所致。典型的脾虚水肿是营养不良性水肿，临床表现为全身器官衰竭，面色无华，水肿多以下肢或全身为主。这种水肿主要出现在生活极度贫困的人群或灾害年代，其特点是无论病情轻重，患者始终神志清楚，不少患者是在清醒状态下，骤然昏死。张氏常用益气健脾、补中益气、健脾补肾法治疗，方选参苓白术散、补中益气汤等，均有奇效。但如药物匮乏，治疗条件无法得到保障，不少患者仍会死于衰竭。现在亦有脾虚水肿，其发病原因更为复杂，仍用上述方法治疗，其疗效不如单纯的脾虚水肿明显，需要细查病因，对症治疗。至于脾湿不运所致的水肿，其主要临床特点是水肿、腹部胀满、舌苔厚腻等，治疗用运脾化湿法，常用胃苓汤加麦芽、藿香、白豆蔻、草果、车前子之类，多可取效。

（5）肾水：肾水的形成，一是因肾脏原发性疾病引起开阖功能失常；二是由于"五脏之伤，穷必及肾"，即由其他疾病发展转归而来，但临床辨证论治原则一致。肾水辨证属阳虚者多，阴虚者少。阳虚者症见面色无华、腰膝冷痛、四肢不温、下肢水肿、舌苔白滑等，常用真武汤、肾气丸、济生肾气丸为基础方治疗，多有良效。但需注意，对于伴有血浆白蛋白水平低下的水肿，疗效往往不佳，此时不能一味利水，再损正气，而应调理脾胃，攻补兼施。例如1972年，张发荣教授在某医院内科查房，一青年农民因打农药时防护措施不当，导致农药中毒，引起急性肾病综合征，症见严重水肿，遍及全身，畏寒乏力，四肢不温，舌苔白滑，体重增加 30^+kg。西药用口服、肌注或静脉注射大剂量利尿剂后患者每日尿量能保持在 1500mL 以上，食欲良好，但是水肿不消，且有日益增加的趋势。打针拔出针头后，针眼处滴水。中医辨证为肾阳虚水泛，用济生肾气丸加味治疗，连服数剂，收效甚微。张氏根据患者心累气短、血浆白蛋白低的临床特点，认为本症兼有严重的气血不足，故用济生肾气丸的同时，仿千金鲤鱼汤之意，用黄芪 30g、当归 10g、赤小豆 30g、桑白皮 20g 煎汤，另用草鱼或鳝鱼 100～150g，将药水煮鱼汤吃，服 2 天之后，尿量未明显增加，但水肿逐渐减轻。坚持应用本法治疗，水肿逐渐好转，直至全消。最后用健脾补肾法巩固治疗，患者最终痊愈出院。对于气血不足的低蛋白性水肿，除仿用千金鲤鱼汤外，还可用虫胡豆炖黄牛肉，即每天用虫胡豆（虫蛀蚕豆）100g，黄牛肉 100g，炖服，也常有较好效果。

对于症见水肿而口干、舌红少苔或无苔、脉数等辨证为肾阴虚者，一般治宜育阴利水，普通常用猪苓汤、六味地黄汤加味等方药治疗，但疗效不能尽如人意。他赞同《医门法律·水肿论》中所说："肾气从阳则开……肾气从阴则阖，水不通则为肿。"认为对肾司开阖的功能，肾中之元阳起主导作用，所以常在温阳化气行水的基础上，酌加石斛、玉竹、阿胶等养阴之品来治疗肾阴虚水肿，疗效更为显著。

(二) 验案

1. 因证施治，复法并用

验案：患者，男，69 岁，1975 年 8 月 5 日初诊。患者吸烟 40 多年，患肺心病、高血压病、冠心病 20 余年。近 10 年反复咳喘，呼吸气紧，不能平卧，心绞痛频发，水肿时发时消，逐年加重。近日偶感风寒，恶寒发热，咳喘痰多质稠色黄，吸气性呼吸困难，脘腹胀满，恶心不欲食，颜面红紫，腰膝酸胀发冷，小便量少，全身严重水肿，口唇发绀，体温 39.2℃，脉滑数而促，舌质红绛，苔黄腻。西医诊断为高血压病、肺心病、冠心病心衰伴感染，并下了病危通知书。患者宿疾未愈，又因盛夏贪凉，外感风寒而病情反复，病情严重，大有喘脱之势。入院经用大剂量抗生素和中药辛温解表、化痰平喘方药治疗，3 天后体温降至正常，面色红紫改善，余症如故。西医强调继续抗感染治疗，连续治疗 3 天后，病情改善不显著，遂请张发荣教授会诊。

中医诊断：肺胀。

证型：肺失宣降，肾亏水停。

治法：宣肃肺气，温肾利水。

方药：真武汤合葶苈大枣泻肺汤加减。

组成：制附片 20g（先煎），茯苓 20g，白术 15g，白芍 20g，生姜 10g，葶苈子 20g，川贝母 10g，紫苏子 20g，陈皮 15g，法半夏 15g，黄芩 20g，败酱草 20g，车前子 30g（包煎），椒目 15g，酒大黄 10g，红参 15g。6 剂。

煎服法：水煎服，一次 150mL，一日 3 次。

患者服药 1 剂后，解稀溏便 3 次，咳喘、腹胀有所缓解。服药 3 剂，诸症大减。服药 6 剂后，除身软乏力、咳逆短气外，病情得以控制，要求回家中药调治。

按：肺胀，多由肺脏痰瘀闭阻、气机宣降失常，继而影响助心行血、纳气归肾的功能所致，其表现为咳、痰、喘、肿四大症状，为多种肺系疾病发展到终末期的必然病症。该例患者即为典型的肺胀，其病本在肺，然根据其颜面红紫、口唇发绀之症，已有心脉瘀阻之病机；脘腹胀满、恶心不欲食，说明肺气失宣已损于脾，脾脏壅滞不得运化；再有腰膝酸胀发冷，小便量少，全身严重水肿之症，可见随着肺气摄纳清气功能的下降，肾之阳气亦已亏损，加之本次突受外感，阳气大损，故而成此危重之候。从八纲的角度分析，虚实、寒热皆成错杂状态，为处方用药带来了难度，但心肺之候为标，脾肾之症为本，扶正祛邪、标本同治，尚可使疾病出现转机。经过前期抗生素及解热中药的治疗，患者体温已降至正常，故目前热邪并非需要解决的主要矛盾。由于喘咳痰稠等症状皆在，说明痰气闭阻、阳亏气脱的病机特点没有改变，若不及时治疗，恐有死灰复燃之弊。针对此寒热错杂、虚实兼夹、多脏合并的复杂病机，张氏采用了抓住重点，各个击破的策略。全方看似较为繁杂，若仔细分析，其思路亦非常清晰。葶苈大枣泻肺汤泻肺逐水平喘以治标，恐病重药轻，故又加紫苏子、车前子止咳利水；黄芩、败酱草、浙贝母清热解毒化痰；以真武汤温壮肾阳纳气利水以治本，恐其力弱，故又增椒目增强行水之功；"脾为生痰之源"，且脾为中焦枢纽，益脾气则是调枢机，故以红参、法半夏、陈皮益气化痰；"肺与大肠相表里"，且小便不利，水亦可从大肠而出，故用酒大黄，一可釜底抽薪，以泻肺中之热，二可泄浊逐水，使全身升降出入重新归于平衡，有是证则用是方，复法并用，各得其所。针对复杂病机，只要思路清晰、删繁就简，即使寒热虚实错杂的水肿，亦屡获良效。

2. 泻下逐水，不避虚体

验案：患者，男，83岁，2013年7月11日初诊。患者3个月前检查诊断为：肺癌晚期广泛转移伴胸腔积液，胸满，每日需抽胸水1000～1500mL方得缓解。由于年迈体衰，病属肺癌晚期广泛转移，西医只采用了抽胸水等对症疗法，转请张发荣教授诊治。刻诊症见：胸部胀满，胸痛，咳嗽，颜面、四肢凹陷性水肿，兼见头昏、气短、乏力、纳差、眠差、汗多、大便干结、常数日不解等症。苔黄腻，脉滑数。

中医诊断：癌病。

证型：毒邪闭阻，正虚水停。

治法：宣肺解毒，扶正利水。

方药：三子养亲汤合葶苈大枣泻肺汤加减。组成：白芥子10g，苏子20g，莱菔子20g，葶苈子20g，大枣20g，苏叶15g，炙甘草15g，旋覆花15g，法半夏15g，陈皮15g，金银花20g，仙鹤草20g，黄芪30g，党参30g，薏苡仁30g，藿香 15g，白豆蔻 10g，酒大黄 10g，牵牛子 20g，车前子 30g，漏芦 10g，生晒参20g，瓜蒌皮 20g，三七粉（冲服）10g，川贝粉（冲服）20g。15 剂。

煎服法：水煎服，一次 150mL，一日 3 次。

二诊（7 月 25 日）：患者服药 3 剂后，胸痛减轻，胸水明显减少，停抽胸水。服药 12 剂，胃纳增加，胸透有少量胸腔积液，患者无胸中胀满不适，少咳，痰少略有红丝，大便时通畅，但不用大黄、牵牛子则便秘。眠仍差，苔黄微腻。效不更方，嘱其续服 6 剂。另处食疗方：黄芪 30g，党参 30g，薏苡仁 30g，炖排骨汤服，6 剂。

三诊（8 月 1 日）：胃纳大增，咳愈。上方生晒参加至 30g，增强扶正之力。水煎服，6 剂。

此后以本方为基础，坚持服用，未再发胸水。经治 5 个月，结果显示中医药在控制胸水、水肿、调理脾胃、提高生存质量方面收效良好，但恶性肿瘤仍在发展加重，2014 年 5 月，患者病逝。

按：本案患者乃肺癌引发全身水肿的案例，患者为老年男性，正气本不足，加之癌症的摧残，全身气血更是处于较为虚弱的状态。但由于恶性肿瘤的存在，体内浊毒之气会源源不断地产生，扰乱脏腑正常的气化功能。且结合患者当下的症状表现，亦可看出患者实邪壅盛的特点。胸部胀满、胸痛、咳嗽，且带有血丝，说明癌肿阻滞气机，郁热深入血络；颜面、四肢凹陷性水肿为水湿壅滞的表现；大便干结、数日不解为腑气不通、热邪结滞的症状。故从实际情况出发，患者虽正气亏虚，但核心病机却为实邪闭阻，浊毒不除，气血不得宣通，补益不仅无功，更会加剧气机壅滞，郁热难除。但不顾正气一味驱邪，又恐身体不能耐受，更会加重病情的进展。基于此，宜扶正祛邪同施，定宣肺解毒、健脾化浊、泻下逐水之法。在具体的方药选用上，大量运用了种子类药物，苏子、葶苈子、白芥子降肺化痰平喘，莱菔子、牵牛子泄浊以使浊毒自大肠而出，车前子利尿以使湿邪从小便而出，再加之亦为降气的旋覆花，使方中沉降之力尤强，较之于降气，方中宣发之药只有苏叶、金银花两味，究其原因，癌病之患在于扩散，发散之药有助推毒邪散漫之嫌，故以大剂沉降药味制之，使病灶局限、下行，另外，"种子"类药物在发挥各自功用的同时亦寓有新发之机，可助正气恢复，气血重生。另一组重要的药物即针对脾胃而设，脾胃为后天之本，罹患此类大病，胃气必然受损，然守得住胃气便留得住生机，且脾胃作为中焦枢纽，气机条畅对于全身症状的改善大有裨益，以法半夏、陈皮、黄芪、党参、生晒参、藿香、白豆蔻、薏苡仁等药物入于方中，益气、畅中同施，既利于水肿之症的恢复，更可打开患者胃口，以助正气的恢复。酒大黄通腑，仙鹤草、三七粉治疗咯血，川贝粉润肺化痰，漏芦消肿解毒，皆是在病机的指导下，有是症用是药，综合全方来看，充分体现了扶正祛邪、标本同治的思路。随着治疗的逐步深入，邪气亦衰减大半，正虚的表现又变得突出，故又灵活调整了扶正与祛邪的比例，使全方以补益为主，调动自身正气以祛邪，收到了理想的疗效。此外，亦处以食疗方，不仅可借食疗增强治疗效果，更可使患者重新热爱生活，增强活下去的信心，体现了医师的人性关怀，很值得借鉴。其实对于扶正祛邪之法，古人早有精辟的论述，清代张璐在其《千金方衍义·卷二·半夏茯苓汤》中说："历观《千金》诸方，每以大黄同姜、桂任补益之用，人参协硝、黄佐克敌之攻。不由《千金》之门，何以求应变之策耶？"说明唐代孙思邈已多用扶正攻邪之法。此乃中医之精华所在，我等后学之辈，当学习古代医家与张发荣教授的方略与魄力，才能真正让中医在急危重症的治疗上取得一席之地。

3. 内外合治，多管齐下

验案：患者，男，74岁，2014年5月13日初诊。患者7个月前因胃脘不适、进行性消瘦、身软乏力、面色无华、食欲不振等进行检查，确认胃癌晚期，且已经有肝、肺转移，无手术指征。采用放疗6个疗程后病情未见好转，经支持疗法调理后采用中医治疗。近1个月患者腹部胀满较前加剧，已腹大如鼓，胀满难耐，下肢浮肿。诊断为重度肝硬化腹水，伴胸腔积液、肢体水肿，予氢氯噻嗪片、呋塞米等多种利尿剂无效，转求中医治疗。刻诊症见：体瘦腹大，胁肋胀满，面黄，神疲乏力，四肢逆冷，纳差，眠佳，小便少，大便量少、时有结燥。舌体消瘦，舌淡苔薄黄，脉细弱。

中医诊断：癌病。

证型：阳虚水肿。

治法：温阳化气利水。

方药：真武汤合五苓散加减。

组成：太子参20g，红参10g，猪苓20g，茯苓20g，泽泻20g，桂枝15g，白术 20g，陈皮 15g，车前子 30g，白附片 20g（先煎 30 分钟），白芍 20g，干姜 10g，莪术 15g，枳实 15g，厚朴 15g，白豆蔻 10g，薏苡仁 30g。3 剂。

煎服法：水煎服，一次 150mL，一日 3 次。

二诊（5 月 21 日）：药后腹胀变化不明显，仍便秘，故在前方基础上再合四逆散调和肝脾，加酒大黄泻下逐水。因患者腹胀甚，难以服用足量汤药，故拟外用热熨、浴足之剂。

口服处方：生晒参 10g，党参 20g，柴胡 15g，白芍 15g，枳实 20g，炙甘草 10g，大腹皮 15g，茯苓 20g，猪苓 20g，泽泻 20g，车前子 20g（包煎），肉桂 10g，椒目 15g，丁香 5g，酒大黄 5g，薏苡仁 20g。3 剂。

煎服法：水煎服，一次 150mL，一日 3 次。嘱如大便 1 日 2 次以上，酒大黄减半或停用。

热熨及浴足处方：吴茱萸 20g，丁香 5g，肉桂 20g，干姜 15g，山奈 15g，八角 10g，艾叶 15g，青皮 20g，陈皮 20g，花椒 15g，冰片 5g。3 剂。

嘱炒热至 40℃，用布包热熨中脘、神阙、关元等穴位以通阳理气，并用该方煎汤浴足通调气血，改善下肢发冷、肿胀等不适。

三诊（5 月 27 日）：患者服药及热熨后腹胀大减，初服药时大便一日 10 行，后将酒大黄剂量减半后一日 3 行，小便增多。继续在前方基础上对药物进行微调。处方：生晒参 10g，党参 20g，三七粉 10g（冲），莪术 15g，白芍 15g，枳实 20g，炙甘草 10g，大腹皮 15g，茯苓 15g，猪苓 20g，白附片 20g（先煎），泽泻 15g，车前子 20g，肉桂 10g，椒目 15g，丁香 5g，酒大黄 5g，白豆蔻 10g，薏苡仁 30g。3 剂。

煎服法：水煎服，一次 150mL，一日 3 次。

四诊（6 月 6 日）：由于血常规检查红细胞计数为 $0.04×10^{12}$/L，西医急行输血、白蛋白等治疗。患者面色较黄，乏力甚，纳差，自觉身热，怕热，苔薄黄，脉细弱。患者纳食过少，脾胃生化不足，气血虚弱，气虚发热。仍治以温补气血，行气利水，加强补气之力。

处方 1：三诊方中生晒参加至 30g，4 剂，水煎服。处方 2：二诊（5 月 21 日）方 2 中以大腹皮易青皮，加酒大黄 10g。3 剂，炒热至 40℃ 左右，布包热熨并浴足。另嘱服片仔癀片，每日 0.15g，分 2 次冲服，以清虚热。

　　五诊（6月11日）：患者仍觉体乏，大便一日3～5行。四诊方1中去酒大黄，生晒参减至15g，另加红参片15g，4剂，水煎服。四诊方2去酒大黄照用。嘱根据大便情况服用片仔癀片，便秘按每日0.15g服用，大便每日3次以上则停用。

　　六诊（6月17日）：患者浴足后腿稍肿，肤温较低，眠差。五诊方1中去丁香，加桂枝15g、酸枣仁20g、首乌藤20g。5剂，水煎服。此后患者按此方法治疗，未再出现腹水。

　　按： 此案乃张发荣教授治疗肝腹水的典型案例，中医学称之为"臌胀"，系指肝病日久，肺、脾、肾行水利水功能受损，而致气、血、水停于中焦，形成以腹胀如鼓、脉络暴露、皮色苍黄为主要表现的临床危重疾病。他认为该病之治，不可见水利水、见滞行气、见瘀活血，而当综合全身情况，从本论治。本案患者由于长期受到癌病的困扰，正气已现虚弱之象，气损及阳，故有神疲乏力、四肢逆冷等表现；癌病之患，在于癌毒扩散，毒素侵及脏腑气血，对机体会形成持久的损伤。本例患者的脾胃消化系统无疑是损伤较为严重的，故在处方用药的过程中，紧紧抓住"脾阳亏虚不能行气利水"这个核心病机，形成了"温阳＋益气＋利水＋化浊＋逐瘀"多管齐下、标本同治的处方思路，在具体用药方面，剂量普遍较重，也反映了病重药亦重的思想。但患者在初服本方之时效果并不是很理想，究其缘由，患者腹中水盛，加之中焦壅滞，运化能力极差，故对汤药亦形成格拒之势，张仲景为防止此类情况，将五苓之剂作为散，以减少水的摄入；并通过发挥中医的剂型优势，以热熨及浴足的形式给药，不得不说是继承过程中的进一步发展。

　　张发荣教授以热熨及浴足方药治疗该病除了上文所提汤药入胃与腹中之水发生格拒，还有以下原因。首先，患者病位在腹，直接以药物作用于腹部，可使药效直达病所；其次，在外用方中所用的药物多为温通行气之品，再加之温熨之力，可对腹部之浊邪产生口服药物难以达到的驱逐宣散的治疗效果；较之温熨腹部，中药浴足亦可促进全身气血运行，尤其对于肝经、肾经、脾经三条阴经经脉起到较好的温化振奋作用，从而利于正气的恢复。

　　吴师机《理瀹骈文》曰："外治之理，即内治之理。外治之药，亦即内治之药。所异者法耳，医理药性无二，而法则神奇变幻。"说明了外治法与内治法在病因、病机、辨证用药上是相同的，只是给药方法、吸收途径不同而已。本案患者罹患绝症，肿瘤病邪在发展进行，正气日益衰竭，低钠、低蛋白血症难以纠正，故患者的预后转归是不可逆转的，治疗重点在于如何减轻患者痛苦，提高生存质量。患者腹水严重，胀满难忍，配合外治之法，以芳香透骨，温经通络之品，直达病所。通过中药汤剂、热熨、足浴等综合疗法，扶正祛邪，温化水湿，温通阳气，达到缓解肿胀，减轻痛苦的治疗目的，近期疗效明显，具有临床参考价值。现代研究认为仔癀片能够改善癌症症状，抑制肿瘤引起的疼痛，可以对抗化疗药引起的白细胞减少的不良反应，减轻化疗药引起的恶心呕吐的副作用，是张氏治疗癌性水肿时喜用之品。

十、痴呆辨治经验

（一）痴呆临证思路概述

痴呆是指由于多种原因引起的以认知功能缺损为主要临床表现的一种慢性临床综合征，通常多见于老年人群。其主要临床表现为定向、记忆、学习、语言理解、思维等多种认知功能损害，多数患者还表现有情感控制、社会行为或动机障碍，严重影响了患者的日常生活和社会活动能力，使其生活质量下降。主要包括阿尔茨海默病（AD）（曾称老年期痴呆），血管性痴呆（VD）、混合型痴呆和其他（外伤、帕金森）痴呆，是老年人神经系统的常见病。痴呆属于中医学"健忘""癫狂""痴呆"等范畴。

1. 从虚、痰、瘀、郁论治　对于该病的治疗，张发荣教授认为"痰、瘀、虚、郁"是本病最常见的病理基础。首先，"脑为元神之府"，人的精神活动源于大脑，而大脑功能活动的物质基础是五脏化生的水谷精微。任何一脏功能失调，都会引起脑神失养，出现认知障碍。《素问·上古天真论》指出："女子……七七，任脉虚，太冲脉衰少，天癸竭，地道不通，故形坏而无子。""丈夫……七八，天癸竭，肾脏衰，形体皆极。"《医学心悟》指出："肾主智，肾虚则智不足。"《医方集解》亦云："肾精不足，则志气衰，不能上通于心，故迷惑善忘。"中老年人普遍存在肾虚现象，此为该病发生的主要因素。如父母体弱，或年长体衰，精气亏乏，必然导致后代先天不足，肾气不旺，日久精亏，髓海失充，最终导致脑窍空虚；脾为后天之本，运化水谷精微营养全身，脾虚不化水谷则血气难生，精微难养五脏，或日久损及肾精，亦致脑窍失养。

肾者主水，脾主运化，脾肾皆为主水之脏，两者失职，常致水湿内停，久则为饮为痰；脾为心之子，肾为肺之子。肾脾既亏，子盗母气，使心肺亦虚。心气虚失于推动则血行瘀滞；肺气虚则其朝百脉功能失常，波及心亦可致血瘀。

除"虚、痰、瘀"外，张氏还格外重视"郁"。《景岳全书·癫狂痴呆》云："痴呆证，凡平素无痰，而或以郁结，或以不遂，或以思虑，或以疑惑，或以惊恐，而渐致痴呆。"《石室秘录·呆病》亦云："呆病抑郁不舒，愤怒而成者有之，羞恚而成者有之。"肝肾同源，老年肾虚者易受环境的影响，忧思郁怒，肝气郁结形成气郁；日久影响及血，血运不畅甚或瘀血阻滞，形成血郁；或气郁日久化火形成火郁；或影响津液运行，津液停聚成痰，形成痰郁；或忧愁思虑伤脾，不能消磨水谷，食积不消而成食郁；或脾不能运化水湿，水湿内停则形成湿郁；诸郁既可导致脾虚痰阻，亦能造成气滞血瘀，皆可发为痴呆。

由上述可知，老年期痴呆的病机可概括为肾精不足，脾气（血）亏虚，脑窍失养；或兼湿气、痰浊、瘀血、郁火阻滞脑络，最终导致髓海失养，脑窍闭塞而发病。临床可见纯虚者，亦可见本虚标实且标实为突出表现者。但以肾精亏虚及瘀阻脑络为常见，其余多为阶段性主要表现。在病位划分上，主要在脑，以肾、脾为本，与心、肝、肺有关。

2. 痴呆治法归纳　针对上述病机特点的认识，张发荣教授提出了治防兼备的四大法则。

（1）补肾益智，调肝理脾：张发荣教授认为，肾气虚衰是痴呆发病的病理基础。《景岳全书》曰："五脏之阴气，非此不能滋；五脏之阳，非此不能发。"显然他脏功能失调多是基于肾病的基础之上。只有肾中阴阳充足，才能和他脏一起正常地化生水谷精微充养脑神，肾虚势必导致水谷精微化生乏源，脑神失养；气血津液运行不畅，生痰成瘀，痹阻脑络，脑失所养，则神志异常。脾胃为后天之本主运化，为水谷精微之源，充先天而调养他脏。治疗痴呆，张氏强调补肾益智，而不忘调肝脾。若脾胃被困则五脏俱病，精血乏、脑髓空、痰浊聚、清窍蒙。肝为刚脏，喜调达而恶抑郁，若失于调达，则乖逆无常，郁则瘀成，逆则狂生。理肝脾者即治中枢，调畅气血，输布津液；养先天增智，健中焦而治上下；常在稳定期偏于理脾，波动期注重调肝。

（2）涤痰逐瘀，开窍醒神：痰瘀阻痹脉络为痴呆的基本病机之一，且痰瘀的轻重与精神障碍的程度呈正相关。《石室秘录》明确提出："痰气最盛，呆气最深。"瘀血阻痹贯穿本病始终，是痴呆发生、发展的关键之一。脑为清灵之府，阳气之所聚，最忌浊邪壅塞。如痰浊等病理产物蕴积于脑则成为诱发脑病的重要因素。对于本病的治疗，常常活血逐瘀与涤痰化浊兼用，稳定期活血逐瘀为主，波动期逐瘀涤痰并重，下滑期（见后文分期分型论治）突出涤痰开窍。

（3）兼以补气，助化精髓："神为气血之性"，气血充盈与畅通，才能神志清晰，精力充沛。气血失衡，瘀血痰浊停滞，阻痹脑络，与精髓相互错杂，脑失清纯，则清窍失灵，元神失聪。除涤痰化瘀补肾药物以外，张发荣教授最推崇补气之味，平时喜用人参、黄芪，认为补气不仅可生血化精填髓，也有助于流通血脉，且寓活血于补气之中，瘀血易除而又不伤正。人参以大补元气、益肾固精、安神增智见长，宜早用，有利于防止病情下滑；黄芪升举阳气，能清存元神，与当归相伍补气生血，与川芎相配益气行血，滑利血脉。他主张重用黄芪，少用不仅无助于活血补血，反而有留浊之弊。

（4）强调预防，重视调神：对于痴呆，他既强调药物治疗，又十分重视预防和心理治疗。积极鼓励患者主动参加社会活动，适度运动，增强生活能力，使患者产生信心。如让患者每日朗读报纸、培养琴棋书画等兴趣爱好等，对疾病的预防和恢复都有重要意义。在饮食方面，他认为除宗教信仰、过敏体质因素外，以广泛和适度为宜。对某些食品的偏食、过食是有害的，而广泛选择、合理搭配，把握适度，对大脑是有保护作用的。

对老年人来说，卒中的预防尤为重要。对于高危人群应加强监测，进行相关的教育，提高人们对卒中预防重要性的认识。对各种危险因素要定期复查，将各项指标控制在理想的范围内，如血糖、血压、血脂等。已经患病的患者应及时治疗，尽早恢复脑功能。

3. 分期分型论治　在具体治疗方面，张发荣教授分三期、五型而论，其中，"三期"为稳定期、波动期、下滑期，"五型"指的是肾虚髓亏型、气虚血瘀型、痰浊阻窍型、郁火扰心型、湿困脾阳型，两种辨证方式相结合，可将患者症状、体质、病程、病势等要素辨识清楚，现分述如下。

（1）分期论治

①稳定期：虚实兼夹，以虚实相对平衡为病理特征。肾虚、痰瘀内阻在此期体现最突出，故治疗上应通补兼施，在补肾调理肝脾的基础上涤痰化瘀，充分发挥中医药整体调节的作用，延缓病程进展。

②波动期：痰浊瘀阻、蒙闭清窍或痰热上扰等浊实之邪壅盛为主要病理特征。常出现在血压控制不良或生活环境突变等时候，治疗以通为主，兼以调补，"通"以涤痰化瘀清热为法，"调补"以疏肝为主，佐以补肾养阴。波动期是决定病情转归的关键，在中医药治疗的同时可配合相应的西药治疗，尽快控制症状，阻止病情恶化。

③下滑期：痰浊瘀热壅盛，邪盛正虚为病理特征。应采取清热逐瘀、涤痰开窍等中医急救方法，或中西医结合治疗，控制和防止病情阶梯样下滑。

（2）分型论治

①肾虚髓亏型：以年老体虚、健忘不慧、智能障碍及人格改变为其辨证要点。常见表情呆钝，头昏耳鸣，双目少神，腰膝酸软，懈怠思卧，齿发枯焦，沉默少言，或语无伦次，甚者神志涣散，思维错乱，舌体瘦小或见瘀点紫络，脉细弱。治宜补肾填精，化瘀开窍。方用还少丹加减：熟地黄、枸杞子、楮实子各20g，山茱萸、杜仲、牛膝、丹参、郁金各15g，肉苁蓉、远志、石菖蒲各10g，小茴香3g。若耳鸣突出，可加磁石20g，蝉蜕10g；腰膝酸痛加独活、桑寄生各15g；若胡言乱语或沉默不语，可每日冲服冰片3g；瘀血明显加三七粉3g冲服。本型兼见气血不足者亦属常见，参照补脾益气（血）法化裁。

②气虚血瘀型：以倦怠乏力、舌有瘀斑或青紫为其辨证要点。常有表情呆钝，健忘不慧，神志欠清，情绪不稳，头痛失眠；或伴口眼㖞斜，半身不遂，语言障碍，或语无伦次，脉细弱或细涩。治宜益气活血，开窍醒脑。处方多用补阳还五汤、通窍活血汤化裁：黄芪30~60g，桃仁、红花、当归、川芎、地龙、老葱各10g，赤芍20g，红参15g。另外，用冰片3g冲服。本型在急性期或有迅速加重趋势者，可静滴生脉注射液；情绪烦躁者可加酸枣仁、夜交藤；病情稳定而瘀血征象突出者可加水蛭、土鳖虫各10g，三七粉每日3~6g冲服。临床兼痰浊及湿困者较常见，可参照化痰降浊法及燥湿理气法加减。

③痰浊阻窍型：以神志痴呆、舌苔厚腻为要点。常见神识昏蒙，语言错乱，

或缄默不语，面色垢滞，食欲欠佳，口角流涎，头重如裹，脉缓或弦滑。治宜化痰降浊，开窍醒神。方用涤痰汤加减：胆南星、姜半夏、陈皮、茯苓、竹茹各15g，枳实、石菖蒲、益智仁各10g。病重者可用三生散（生南星、生半夏、生附子）化裁。痰瘀互生，一般痰多有瘀，方中可加桃仁、红花各15g。在痰浊减少后，逐渐将化痰药换为补肾填精药。

④郁火扰心型：以面红目赤、心烦失眠、舌红苔黄等症为辨证要点。多见神志呆钝，语无伦次，情绪易于激动，哭笑无常，或性欲亢进，口苦咽干，脉弦数。治宜：泻火解郁，养心安神，兼开脑窍。方以黄连解毒汤、酸枣仁汤化裁：黄芩、黄连、黄柏、栀子、知母、川芎、茯神各10g，酸枣仁、柴胡、石菖蒲各15g。情绪激动，哭笑无常者，加龙骨、牡蛎各20g；性欲亢进加夏枯草15g，知母、黄柏各20g；口苦加龙胆草10g，法半夏15g；口咽干燥加粉葛、天花粉各15g；若兼阳明大肠结滞，多为火热伤阴，可加生地黄、玄参、麦冬各10g，大黄适量（以通便为度）。本型多由肝气郁结发展而来，在尚未化火时，可用柴胡疏肝散或逍遥散化裁治疗。

⑤湿困脾阳型：以头脑昏蒙、四肢倦怠、舌苔厚或腻为辨证要点。常有食少纳差，脘腹痞满，嗳气恶心；神思缓慢，时有错乱，或过后知晓；颜面不爽，似罩有物，可见头重身重，脉缓或濡。治宜燥湿醒脾，理气开窍。方用藿朴夏苓汤化裁：藿香、佩兰、厚朴、法半夏、苍术、陈皮各15g，石菖蒲、小茴香、远志各10g。纳食不香者，可加黄连、龙胆草各6g以助开胃醒脾。本型在脾湿解除之后，症状多能明显好转，但需继续以补肾填精、化瘀开窍之常法治疗，以防复发或加重。

临床中，上述五个证型既可单独出现，也可两型或多型同时出现；既可以某型为主要表现而兼见他型，也可以各型并重，宜根据各自的特点进行治疗。

4. 食疗的运用　除了中药方剂治疗，临床中还常辅以食疗处方，既可治疗疾病，又能培养患者的养生习惯。

（1）胡桃肉15g、枸杞子15g，早餐煮麦片或粥吃，乃补肾益精之佳品。

（2）西洋参、三七按1∶1配伍，打成细末，每天早晨用天然蜂蜜调服3～5g，根据脾胃消化能力调整剂量，也可每日早、晚各服1次，此乃益气活血之良方。

（3）保健药酒：人参 60g、黄芪 60g、枸杞子 50g、三七 30g、川芎 40g、丁香 20g、细辛 20g、松针 50g 等，用 60°白酒 2500g 泡制。能饮酒者，每日可饮 50g 左右。方中人参、黄芪益气；枸杞子、丁香补肾；三七、川芎、松针活血；细辛通阳。全方益气活血补肾，对预防痴呆的治疗很有裨益。

（二）验案

吴某，男，59 岁，2014 年 6 月 5 日初诊。患者因"记忆力减退 1 年余，言行异常 8 天"入住四川某医院，经稳定情绪、改善睡眠等对症治疗后好转而出院来诊。现沉默少言，记忆力、认知力、计算力差，纳可，二便调，舌苔薄黄微腻，脉弦细。近 15 日内测血压，高压在 138～160mmHg 之间，低压在 86～110mmHg 之间。西医诊断：脑萎缩；脑器质性精神病；阿尔茨海默病；脑动脉供血不足。

中医诊断：痴呆。

证型：痰瘀闭阻证。

治法：化痰逐瘀。

方药：涤痰汤加减。

组成：陈皮 15g，法半夏 15g，茯苓 15g，党参 20g，炙甘草 10g，胆南星 15g，竹茹 15g，石菖蒲 10g，枳实 15g，黄芪 20g，水蛭 10g，桃仁 20g，红花 10g，黄精 20g，川芎 20g，龙胆草 15g，藿香 15g，白豆蔻 10g，黄芩 15g，栀子 15g，生晒参 10g。6 剂。

水煎服，一次 150mL，一日 3 次。

二诊（6 月 12 日）：服药后说话较前多但仍低微，手背出汗。前方加远志 15g，生晒参加至 20g。水煎服 6 剂。

三诊：患者病情稳定，说话较前有力，生晒参加至 20g，水煎服 6 剂。

此后以上方为基础，血压稳定后去龙胆草、黄芩、栀子，患者记忆力有所改善，言行正常，病情稳定。

按： 患者为老年男性，脾、肾两脏多有不足，久则水谷精微运化无力而留滞为痰浊瘀血，此例患者初诊时病情突然变化并伴血压波动，根据张发荣教授关于痴呆分期治疗的学术观点，属于"波动期"，痰浊瘀阻，浊实之邪壅盛而使血压波动明显。"波动期"是决定病情转归的关键，治以涤痰化瘀清热，以通为主，兼以调补，方以涤痰汤为主加减化裁。"通"以涤痰开窍、化瘀清热为法，以陈皮、法半夏、茯苓、党参、炙甘草、胆南星、竹茹、石菖蒲涤痰；藿香、白豆蔻醒脾；龙胆草、栀子、黄芩清肝热，控制血压；水蛭、桃仁、红花活血化瘀。"调补"以补益元气、安神增智为法，以黄芪、生晒参为主要药物。以上共同体现出"逐瘀、化痰、补虚"的治法特点。二诊、三诊患者病情逐渐趋于稳定，阴阳相对平衡，呈现出虚实兼夹的病理特征。故治疗应通补兼施，逐渐加大生晒参用量，在补肾调理肝脾的基础上涤痰化瘀，充分发挥中医药整体调节，以延缓病程进展的作用；逐步加大生晒参用量，一则补气以生血化精填髓，二则寓活血于补气之中，起瘀血除而不伤正的治疗效果。由于治疗及时，治法得当，患者病情得到了有效控制。

十一、其他杂病辨治经验

（一）活用温胆汤

温胆汤首见于《外台秘要》卷17引《集验方》，药用生姜四两，半夏二两（洗），橘皮三两，竹茹二两，枳实二枚（炙），甘草一两（炙），全方药性偏温，主治"大病后，虚烦不得眠，胆寒故也"。直至《三因极一病证方论》才将该方加茯苓一两半、大枣一枚，生姜减为5片，全方药性即由偏温归于平和，并增加"心胆虚怯，触事易惊，气郁生涎"等主治证，但仍承袭"温胆汤"之名。后世医家在此基础上化裁出"黄连温胆汤""蒿芩清胆汤""十味温胆汤"等。

张发荣教授运用该方的出发点主要有两个：一是根据《素问》中"胆者，中正之官，决断出焉"，运用于有"心虚胆怯、虚烦少寐"等症状的"胆虚证"患者；二是从其药物组成出发，运用于病机为"气郁痰阻"的患者。全方凉而不遏、温而不热，结合患者体质特点，灵活加减，确为化痰通气之良方。

1. 不寐案

袁某，女，35岁。因"失眠多年"前来就诊。患者多年前产后大出血后出现失眠，平素入睡困难，伴见易腹胀，食水果及汤水则腹泻等胃肠症状，疲倦乏力，情绪低落，既往有乳腺增生病史。舌淡红，苔腻微黄，脉弦细。

证型：心胆气虚夹痰证。

治法：理气化痰，养血安神。

方药：温胆汤加减。

组成：法半夏 15g，陈皮 15g，竹茹 15g，枳实 10g，茯苓 20g，甘草 6g，酸枣仁 30g，川芎 15g，知母 15g，合欢皮 30g，龙骨 30g（先煎），牡蛎 30g（先煎），远志 10g，栀子 15g，首乌藤 30g，淫羊藿 20g，仙茅 10g。7 剂。

煎服法：水煎服，一次 150mL，一日 3 次。

7 剂后睡眠明显好转，腹泻减轻。于上方去栀子、远志，加补骨脂 10g、黄芪 30g、柴胡 15g，继服 7 剂，症状基本缓解。

按：本案患者为中年女性，结合生产时大失血之后即出现失眠的病史特点，可分析出失眠一症的出现与精血大耗有关。"心主血脉"，血亏则心阴受损，阴不敛阳，易致心阳偏亢，心神不守；"肝主藏血"，今肝中血少，疏泄肝气之功受损，气机不调，则易克伐脾土，出现脾虚不运之象，脾虚精微不化则酿生痰浊，加之肝气不疏，痰浊闭阻，久而化热。肝与胆互为表里，肝血虚则胆液化生乏源，亦必影响胆生理功能的发挥。"气为血帅，血为气母"，二者常一损俱损，血虚必影响气，久之则发为"心胆气虚"之证，结合患者舌象，可看出亦有痰浊闭阻之候。治之之法，当先以疏达为要，郁结不通则补之无益。"病痰饮者，当以温药和之"，淫羊藿、仙茅温肾化痰，以下治上，再入重镇安神、益气养心之龙骨、牡蛎等，标本同治，共成养心益胆、温肾化痰之功。

2. 健忘案

孙某，男，34 岁。健忘 10 余年，用脑后尤为明显。自服六味地黄丸、补中益气丸效不佳。现伴疲乏，口干口苦，纳眠可，二便调，体重偏胖。舌淡胖有裂纹，苔中黄腻，脉细数。

证型：气虚痰阻，上蒙脑窍证。

治法：益气化痰，升清开窍。

方药：温胆汤加减。

组成：法半夏 15g，陈皮 15g，竹茹 15g，枳实 10g，茯苓 15g，黄连 10g，石菖蒲 10g，远志 10g，荷叶 15g，菊花 15g，栀子 15g，西洋参 10g，麦冬 15g，黄芪 30g，丹参 15g，甘草 6g。7 剂。

煎服法：水煎服，一次 150mL，一日 3 次。

服 7 剂后以上症状均好转。于上方去菊花、栀子，加用炒白术 20g，继服 7 剂，乏力、口干基本消失，健忘亦明显缓解。

按：本案为温胆汤治疗痰气交阻证的案例。患者为青年男性，但存在老年人常患有的健忘之症，症与年龄不符，不能按常规的填精补肾法治之，加之患者自服补中益气汤、六味地黄丸等益气养阴的药物后效果均不佳，更说明了患者存在着较为特殊的病机特点。由于患者年轻，阴阳相对调和，表现出的症状较少，但根据患者体型特征、舌象及口干口苦等症状，亦可初步分析出其体内痰湿素盛，健忘之症正是由于痰湿阻于脑络，气血不得宣通所致。故投石问路，先予温胆汤加味治之。用后效果颇佳，故以该法为基础加减治疗，终而获效。在药物加减方面，主要增加三组药物以提高全方疗效：一为化痰开窍药物，主要由石菖蒲、远志、荷叶组成；二为补益气阴的药物，由黄芪、西洋参、麦冬组成；三为清热平肝的药物，由菊花、栀子组成；再加之丹参活血通络开窍，使全方在除痰化湿的基础上，有清、有补、有宣通，治法齐备，故而取得疗效。

3. 关格案

艾某，男，44 岁。结肠癌术后 2 年，小便不通 10 天。患者于就诊 2 年前发现直肠癌，于肿瘤医院行手术治疗。1 个月前因恶心、少尿入住省医院，诊断为：①慢性肾功能衰竭、肾性高血压；②直肠癌改道术后、膀胱癌造瘘术后，肿瘤复发；③肺部感染。患者治疗好转于半月前出院。10 天前无明显诱因出现小便不通，安置尿管后有清亮尿液流出，数天前，开始出现血尿。现恶心，气紧促，面色萎黄、晦暗，双下肢水肿，大便调。舌红干燥、少津，苔白腻，脉弦滑。

证型：脾肾亏虚，痰浊内阻。

治法：化痰浊、补脾肾、利水活血。

方药：温胆汤加减。

组成：陈皮 15g，法半夏 15g，竹茹 15g，枳实 15g，茯苓 20g，制附片 15g，干姜 10g，黄芪 40g，党参 30g，车前子 30g（包煎），川牛膝 20g，金钱草 30g，白芍 15g，王不留行 15g，藿香 15g，白豆蔻 10g，紫苏叶 15g，西洋参 5g，甘草 10g。7 剂。

煎服法：水煎服，一次 150mL，一日 3 次。

1 周后随诊，水肿减轻，恶心呕吐之感亦有明显缓解。

按："关格"即是以小便不通与呕吐并见为临床特征的危重病症，现常出现在慢性肾功能衰竭患者病情较为严重的阶段。本例患者病情复杂，既有恶性肿瘤术后的病史，又有慢性肾功能衰竭急性加重的情况，为治疗带来了极大的挑战。百变不离辨证，细审患者当下全身情况可知：患者受癌病困扰，且受手术打击，全身正气已明显受损，阳气不得通达，再加之患者小便不得出，全身水湿不得排泄，积蕴于中，故有恶心欲呕、双下肢浮肿之症，结合舌脉亦提示水湿之象。故患者目前的症状特点是以阳气亏虚无以温化、推动为本，以痰湿交阻、阻塞窍道为标。在治法上，需标本兼治，以通为补，以温化湿，治标以温胆汤，该方不仅以二陈除湿化痰，更以竹茹、枳实治疗痰湿闭阻中焦的恶心呕吐，方证相应，故而用之。然单以温胆汤治标似有病重药轻之弊，为增强化湿降逆止呕的功效，更以白豆蔻、紫苏叶入于方中；患者小便不出，治上的同时更需通下以除水湿，故以车前子、川牛膝、金钱草、王不留行等药，皆取其通利之功；至此治标之药物已齐备。治本之法，当温补与鼓动相结合，只补气而不能振奋，则虽补但气机滞涩，亦不能通达；只一味振奋而补益真元，则治疗必不能持久。故以干姜、制附片振奋阳气、温化水湿，以大剂黄芪、党参、西洋参补中益气、利水消肿。全方谨守病机，体现了中医理法方药一线贯通的治疗处方原则。

综合上述三则病案，可见张发荣教授临床运用温胆汤的范围广泛，究其缘由：一是使用该方的着眼点较为单纯，只要满足"痰扰胆腑"以及"气郁痰阻"的病机特点即可，而临床各科或疾病的不同阶段皆可出现该证型；二是该方立足于中焦，不仅局限于胸痞满闷、心胆不舒之症，其上可治失眠健忘、头昏目眩，下可治小便不利、大便黏滞，且此方通达胆腑少阳之气，而"凡十一脏取决于胆"，胆气疏达，对于五脏六腑之气的宣通皆有裨益；三是此方不寒不热，寓消于补，用药平和，安全廉价，既可针对相应病机而治之，又可调理体质而未病先防，此亦扩大了适用范围。

（二）从结胸证论治肝硬化并发顽固性呃逆

1. 验案

肝硬化并发顽固性呃逆临床上并不常见，但持续存在的呃逆，会严重影响患者的睡眠、饮食，甚至呼吸。张发荣教授从结胸证进行论治，疗效肯定，兹分享于下。

验案一：张某，男，52 岁。于 2001 年 9 月 23 日因"发现肝硬化 2 年，疲乏 1 个月，呃逆 2 周"入院。患者有饮酒史 20 余年，每日约 200g。10 年前，发现乙肝标志物呈"小三阳"，当时肝功能正常，未引起重视，亦未进行治疗。2 年前，体检时 B 超检查示"肝硬化"，开始服用中药治疗。入院前 1 个月，常感疲乏，活动后加重，服中西药无效。2 周前，因饮酒过多，出现胃脘部胀满不适、时有疼痛、按之痛甚，呃逆嗳气，不思饮食，服"吗丁啉"等药后胃部症状减轻，但呃逆持续存在，后因肝功能异常（谷丙转氨酶 ALT：367u/L，谷草转氨酶 AST：255u/L，碱性磷酸酶 ALP：338u/L，谷氨酰转肽酶 GGT：175u/L）入院。症见：疲乏无力，面色灰暗，脘腹胀满，厌油，呃声低沉、持续不断，睡眠常因呃逆中断，因呃而气不得续，不欲饮食，小便少、大便干结，舌质淡黯，苔腻，脉滑。西医诊断：①慢性乙型病毒性肝炎；②肝硬化；③膈肌痉挛。西药治疗常规保肝降酶及安定、苯妥英钠对症治疗。中成药以生脉注射液益气养阴扶正，血栓通注射液活血通络；中药以小柴胡汤合丁香柿蒂散加减调气和胃、降逆止呃。并以针刺加穴位注射（维生素 C）夹脊穴、膈俞、脾俞。上述治疗 1 周后，疲乏、脘腹胀满、厌油等症状有所减轻，但呃逆依旧。张发荣教授查房后对中医辨治思路进行了如下调整：

中医诊断：臌胀；呃逆。

辨证：痰热气逆证。

治法：清痰降逆。

方药：小陷胸汤加味。

组成：全瓜蒌 15g，法半夏 12g，黄连 6g，丁香 6g，柿蒂 12g。3 剂。

水煎服，一次 150mL，一日 3 次。

上方服用 1 剂后呃逆即明显缓解，继续服用 3 剂后呃逆全消，并且再未复发。后患者继续就诊治疗原发疾病。

按：本案乃肝硬化之后呃逆不止的医案。肝主疏泄，肝血瘀滞则必然导致肝气不疏；气机壅滞于胸部则有胸脘（心下）痞满，按之疼痛甚等症状；肝病克伐脾土，脾司运化之功受损，故有嗳气、不欲饮食等症状；日久积痰化热，上犯于舌，故有苔腻之象。肝脾之病日久，形成虚实夹杂的复杂病机，但就呃逆一症而言，其病机之核心，当为气机滞涩、痰热互结。《伤寒论》云："小结胸病，正在心下，按之则痛，脉浮滑者，小陷胸汤主之。"小陷胸汤由三味药物组成，分别是黄连一两、半夏半升、瓜蒌实大者一枚，全方药味虽少，但针对热、痰、气结滞胸膈的病机，可谓精妙。仲景未诉此方可治呃逆，但从上述分析的病机特点来看，与此方所主治的证候非常吻合，故可用之。小陷胸汤功在疏散结滞，而呃逆在胸胁结滞的基础上更多了气机上逆，专症专药，丁香、柿蒂恰为降逆止呃的良品，故用之。众医皆知丁香、柿蒂可治呃逆，且之前患者早已服用含此二味之方剂，但全然无效，再次印证了中医辨证的重要性，只有针对病机而治，再适当配以对症之品，才可收桴鼓之效。

验案二：王某，男，56岁。因"反复腹胀3年，复发1周"于2002年1月16日入院。15年前，发现乙肝标志物呈"小三阳"，肝功能正常，未进行治疗。3年前，因腹胀进行例行检查时发现肝硬化，经中西药治疗（具体治疗不详），病情时有复发。1周前，因感受风寒后病情再次复发，并因"发热、咳嗽、呃逆"入院。症见：腹胀大，发热（38.5～39℃），喉中呃声连连，高亢有力，日夜不止，影响睡眠、呼吸及进食，两胁及剑突下胀满疼痛，咳嗽，无痰，呼吸气粗，口干口苦，口臭烦渴，大便干结难解，小便色黄量少，舌质红，苔黄，脉滑数。入院时B超示：肝硬化、脾大、中量腹水；胸片示：右下肺炎变。西医诊断：①肝炎后肝硬化；②右下肺感染；③膈肌痉挛。西药治疗以克林霉素抗感染，并以门冬氨酸钾镁、支链氨基酸、安定、苯妥英钠对症治疗。中成药以清开灵注射液、血栓通注射液、生脉注射液等清热活血扶正，中药以茵陈五苓散合小柴胡汤加减清热除湿，降逆止呃；并针刺夹脊穴、膈俞、脾俞。经上述治疗1周，腹水及肺部感染都得以减轻，但呃逆持续存在，严重影响患者的睡眠、进食及休息。张发荣教授查房后对中医诊断辨治方案做出如下调整：

中医诊断：臌胀，呃逆。

中医辨证：湿热壅盛，水停气逆。

治法：泄热破结，降逆止呃。

方药：大陷胸丸加减。

组成：大黄10g，芒硝10g，葶苈子15g，杏仁15g，丁香5g，旋覆花10g。4剂。

煎服法：水煎服，一次150mL，一日3次，服药时加蜜，大黄后下，芒硝冲服。

按：本案亦为肝硬化后呃逆不止的典型案例。从八纲分论的角度来看，患者病位在肝，属里证无疑，呃逆之声高亢有力，且日夜不止，病性当属实证，口干口苦、口臭烦渴、大便干结难解，当属热证，胀满疼痛部位在两胁及剑下，说明水饮之邪波及范围较广。结合舌脉特征，患者水热搏结于胸胁之位的病机特点得以明晰。水湿之邪停滞，上焦气机阻隔，郁热亦有炎上之性，加之风寒引动，故有呃逆之症。仲景《伤寒论》"大陷胸汤"条目下有如下记载："膈内剧痛，胃中空虚，客气动膈，短气躁烦，心中懊恼，阳气内陷，心下因硬，则为结胸，大陷胸汤主之。"描述了胃中空虚、邪气进犯并停滞胸胁的病机特点。再反观本案患者，多年的肝病无疑已使中焦正气亏虚，本次发病乃患者受风寒之后，风寒者，外来客气也，其侵于人体，必犯空虚之所，故有客气动膈之病象。由于肝脾之病日久，患者胸胁、腹部水湿之邪久积不去，已呈湿热相合的状态，今有外邪侵袭，又加重了原有的症状。张发荣教授抓住该患者水热内结的病机特点，以大陷胸汤治之，鉴于患者多年的慢性肝病，故舍大陷胸汤之峻猛，法大陷胸丸以缓图之。大陷胸丸中本有一味甘遂，但此患者为肝硬化患者，甘遂具有一定的肝毒性，恐用甘遂伤肝，故弃之。由于患者以呃逆为主症，故加丁香、旋覆花降逆止呃。加蜜内服，亦乃仲景大陷胸丸之法，意在以甘缓之，以甘补之。

2. 体会

呃逆以喉间呃呃连声、声短而频、难以自制为特征，因胃气上逆动膈，故名呃逆。《黄帝内经》谓之"哕"，其病因与饮食不当、情志不遂及病后体虚有关，一般无严重后果（危重症出现呃逆者除外），但持续发生的呃逆会导致患者失眠、饮食不下，甚至呼吸困难，严重影响患者的生活质量。中医治疗多用丁香柿蒂散、竹叶石膏汤、五磨饮子、益胃汤、橘皮竹茹汤等方。肝硬化并发呃逆，往往具备正虚邪实的特点，上述方剂治疗难以奏效，张发荣教授基于该病病机特点，从《伤寒论》"结胸证"论治，收到了意想不到的疗效。在病案一中，患者疼痛部位较为局限，且体质偏虚，故予小陷胸汤辛开苦降；病案二的患者病位较为广泛，邪实壅盛的症状突出，此时仅以辛、苦之轻剂恐难以化解，故予大陷胸丸通腑泄浊、化痰降肺，终使气机得以顺降，呃逆之症失去了发作的病机基础，虽再有郁热上冲或风寒之邪引动，亦不再复发，此乃中医治本之法。

十二、医话四则

（一）方用辛温不拘夏月冬月

大凡对热病的治疗，从仲景《伤寒论》到明清以前，多是遵循伤寒法则进行辨证论治。明末清初温病学派形成之后，外感热病的治疗获得了较大的发展，银翘散、桑菊饮等成为治疗温病的常用方，有的医家认为温病学是中医学的一大创新，有的医家则认为温病的出现是"羽翼伤寒"。伤寒温病孰轻孰重的"寒温之辨"，随着历史长河流至今日，亦有不同观点。

无可否认的是，伤寒、温病理论皆是中医学发展过程中的璀璨明珠，使外感热病的治法和方药更为丰富。但是，随着中西医结合工作的开展，中医西化思想严重，逐渐出现了温病治法取代伤寒治法的趋势。由于囿于现代医学感染性或传染性疾病的诊断名称，辨证上一派西化，不细加推敲，辄以温病方去对付"炎症"，擅长使用清热解毒方法，把炎症当成"毒"，把中药当作解热镇痛药使用，成为现代很多中医师普遍存在的问题。这种看似是遵循温病学思想，实则是不基于中医理论的乱用，把中药某一方固化为治一种病的药，少了辨证论治，取效则甚微。如若不效，则埋怨中医中药缺乏科学性，而从不反思自己辨证是否分清寒热，辨明阴阳。当然，这并不是说温病的治法不好，温病的发展对很多外感热病是有很好疗效的，只是一味西化，少了辨证论治，中医也就少了脊梁、少了精髓。

基于这种情况，自 20 世纪 70 年代以来，张发荣教授便针对什么叫伤寒、什么叫温病、如何提高外感热病的临床疗效等实际问题，进行了应用伤寒法和温病法对比观察治疗外感热病的研究，发现温病法则治疗外感热病有其所长，而伤寒法则亦有其特殊优势。针对具体病症及不同个体，选用不同治法、方药，只要辨证准确，皆屡获显效，正如张发荣教授所言："辨病贵在知常达变，用药不拘古方今方。"严冬不忌辛凉、辛寒，而酷暑也可用辛温重剂，甚至用伤寒原方，关键在于手执准绳，诚如仲景之言"知犯何逆，随证治之"。

曾治一陈姓男患者，31 岁，干部。于 1988 年盛夏夜间受凉后出现恶寒发热、鼻塞流清涕、头身疼痛、咳嗽痰多、质清稀等症。本单位医务室给予感冒冲剂、川贝精片、多西环素、螺旋霉素等治疗 2 天后，病情未见好转，反而咳嗽加重，咳则胸痛，夜间需服可待因、安定片方可入睡。遂来医院就诊，经查体：体温 39.5℃，咽部充血。右肺中部语颤增强，叩诊为浊音，呼吸音减弱，未闻及湿啰音。血白细胞：$1.8 \times 10^9/L$，中性粒细胞百分比：85%。胸片可见右肺外中部有一 3cm×3cm、边界模糊不清的片状阴影，诊断为右肺中叶肺炎。若此证不加详辨，以西医之检查来辨证的确似温病。但病者体温虽呈高热，询之却恶寒重、发热轻，无汗，咳引胸痛，声音重浊，吐白色泡沫痰，饮食少思，精神欠佳，小便清长。舌色不红、苔白腻，脉浮紧。

张发荣教授当机立断，不惑于"夏月无正伤寒"之说，认为患者为一派风寒袭表、肺失宣肃之象，病属风寒实证。随证立法，遂用辛温重剂以解表散寒，宣肺止咳。依法选方，予麻黄汤合葛根汤，大制其剂。

处方：麻黄、桂枝、白芍、大枣、杏仁各 15g，葛根 30g，甘草、生姜各 10g。急令煎汁，不分昼夜，每 3 小时服 1 次。服药 2 小时后即汗出，体温开始下降，24 小时后体温降至正常，恶寒发热顿减，咳嗽亦减轻。嘱原方再进 1 剂，咳嗽再减，但见口干、咳嗽少痰、咳痰不爽，可见已有化热征象，故改用清金化痰汤加减治疗，服药 4 剂，病获痊愈。

经过数年临床对比研究，张发荣教授认为，不仅仅是一般的伤风感冒，即使细菌、病毒引起的上呼吸道感染、急性支气管炎、肺炎等感染性疾病，只要表现为风寒表证，无论在何季节，麻桂诸方化裁应用均在所不忌。但对其他传染性疾病初起的一过性表寒证，则应详问病史，细加辨证，审慎处方，紧扣病机，灵活运用伤寒、温病法则治疗。张发荣教授认为，中医治病的核心是病机的把握，以及对四诊细节的准确判断，中医治病是辨证论治，如若用西医之框架困住中医之灵动，岂不荒唐。

（二）治喉痹不独润肺滋肾

咽部的慢性炎症，往往缠绵不愈、反复发作，中医称作喉痹。本病一般以教师、营业员、导游等为多见，是由其常常大声、长时间说话，耗伤气阴而成。有的则是急性喉痹治疗不彻底，迁延而为慢性。其突出表现为咽喉红肿疼痛，或时有吞咽不利、声音嘶哑，或口中有麻木感、舌体转动不灵，或咽干、咽痒，偶有咳痰。中医认为咽喉为肺之门户，连于肺系，肺阴亏虚，金破不鸣。又有肾之经脉过咽部，肾阴虚，水不上承则咽部干涩疼痛，转动不利；肾阴不足，不能制火，虚火上炎，则咽部不利。辄用润肺生金，滋肾养阴或引火归原法治疗，此为其常。这种治疗方法对于发病时间短，病情轻浅者，多有较好疗效。但对于反复发作或病久者疗效甚微。张发荣教授认为，慢性喉痹虽多阴虚或虚火上扰其咽，殊不知病久伤气入络，在病机的把握上需要抓住"久病"这个重点，如若仅用寻常治法治疗，往往效果不佳，正如叶天士《临证指南医案》曰："久病在络，气血皆窒。"反复发作使咽部气血循行受阻，病位更深、病情更重。此类患者多有气虚络阻的病理基础，每因辛辣之品刺激，或感受外邪，则有咽喉疼痛、声音嘶哑加重，或出现喉中干涩不适，咳痰、色白质清、痰中多夹有泡沫、咽痒疼痛等症，且咽喉局部多为暗红或深红色，呈一派气虚络阻之象。

张发荣教授根据多年临证经验，认为此类喉痹的病机特点主要为气虚络阻、风痰痹阻，且夹有瘀血痰结，若仅以基本的润养肺肾或清热解毒法难以动摇疾病在络之根本。治法宜益气活血治其本，疏风清热、化痰散结治其标。自拟喉痹方，基本组成为：黄芪 50g，桃仁、红花各 6g，半枝莲 20g，赤芍、玄参、皂角刺、牛蒡子各 15g，桔梗、当归、甘草各 10g，加白酒 10mL 同煎。方中重用黄芪补中益气，当归、桃仁、红花、赤芍活血通络，半枝莲、玄参、皂角刺、甘草解毒消肿散结；牛蒡子、桔梗利咽祛痰。本方用味辛性温之白酒，取辛能行能散，意在通血脉、畅血行、行药势，助诸药发挥益气活血、通络散结之力。

张发荣教授曾用该方治愈多例以润肺滋肾、引火归原、清热解毒立法而未获效的患者，远期效果明显。其中朱某，男，56 岁，干部。咽喉干涩疼痛 5 余年，时轻时重，常因吃辛辣食物或感受外邪而加重。近 1 年多来，咽喉干涩疼痛发作频繁，病情渐重，且伴见口腔及嘴唇麻木，左侧头痛，先后服用清热解毒利咽、润肺利咽、疏风化痰、祛风止痛等方药，并用过林可霉素、螺旋霉素等药，效果欠佳，病情未有好转征象，特来门诊求治。查见咽喉肿胀充血，色紫暗，舌体转动欠灵活、舌质色暗、苔薄白，脉缓，余症同前。病属慢性喉痹，辨证为气虚络阻，风痰痹阻，且夹有瘀血痰结。治用前方，服药 2 剂后，病情明显减轻，吞咽顺利，咽喉干涩感消失，舌体嘴唇麻木、头痛等症亦减轻。继服 20 余剂，除头微痛、舌体转动欠灵活外，余无不适。

（三）助孕育功擅益脾温肾

不孕、不育的原因复杂，在辅助生殖技术大力发展的今天，仍不能完全解决不孕不育患者的需求，中医中药在治疗不孕不育方面具有独特优势。某些器质性疾病、基因层面的问题多寻求西医治疗，若排除器质性、免疫性、生精功能障碍等病变，而主要因性激素水平低下所致者，中医治疗具有较大优势。

此病在女性多表现为月经前期、月经后期、月经先后不定期、月经稀发、经间期出血，甚至闭经；在男性则呈现阳痿、早泄、遗精、滑精、精子数量减少、精子活力不够等。对于生殖系统的疾病，中医多从肾论治，因肾司前后二阴，主生殖，故多将不孕、不育症的中医辨证归于肾虚范畴，女子"二七而天癸至，任脉通，太冲脉盛，月事以时下，故有子"；男子"二八肾气盛，天癸至，精气溢泻，阴阳和，故能有子"。肾为先天之本，内藏元阴、元阳，肾虚有阴虚、阳虚之分，古人多用大剂血肉有情温补之品，以补养先天之本。然肾阴、肾阳又可以肾气概之，肾气蒸动，则肾精充盛，天癸至，人得以正常生长发育，得以繁衍生殖。在不孕、不育症的治疗上，张发荣教授强调先后天同治的重要性。脾主运化水谷精微，化生气血，濡养四肢百脉、形体官窍，为后天之本；肾藏先天之精，促进生长发育与生殖，是生命之本源，为先天之本。肾气虽源于先天之元气，但赖后天脾胃之气以充养，水谷之精气不但可补肾气，亦可入脉化血，入肾生精。先天肾气与后天脾气同时补益、相得益彰，以使肾精充盛，方可孕育。

正是基于这一理论，张发荣教授在临床中坚持以先天滋后天、以后天养先天的治法。在其所创的助育汤中，重点着眼于大补气血，选用胎盘、黄芪、当归、党参、大枣等益气养血、脾肾同治，以山茱萸、枸杞子、菟丝子补益肾之阴阳，并作为引经之药补肾强精。本方虽不主在补肾，却收到补益脾气、鼓舞肾气、助孕助育之功。盖肾气充足，脾气健旺，先后天相互充养，则可颐养冲任以助孕。

　　某姐妹二人均患不孕症，姐姐 28 岁，素体虚弱，小时常遗尿，成年后亦偶有遗尿，经常腰酸膝软无力。结婚 5 年，婚后第 1 年怀孕 1 次，2 个月后不明原因流产，此后一直不孕，舌淡、苔薄白，脉沉细，丈夫身体健康，各项检查均正常。经多方治疗无效，故来求诊。妹妹 26 岁，患者素体弱，小腹冷，畏寒肢凉，月经量少色淡，婚后 2 年不孕，丈夫体健，多方求医，收效甚微。姐妹先后来治，四诊合参，均辨为肾气虚衰，精血不足。故均嘱服助育汤，处方：胎盘 1 个，黄芪 60g，当归 10g，大枣、枸杞子、党参各 30g，生姜、山茱萸、大菟丝子各 15g。胎盘漂洗干净，余药用布包好与之共煮，喝汤食胎盘，每剂服 2～3 日，每周服 1～2 剂。姐姐服 6 个月、妹妹服 5 个月均孕，足月顺生，母子健康。

（四）临证尤重病患心理

　　张发荣教授临证，不仅辨证仔细、处方用药精准，亦非常重视心理因素对患者造成的影响。中医内科 50 多个病种，绝大多数与情志相关。即使是咳嗽、喘证等肺系疾病，亦不能排除情志因素所带来的影响。肝系、心系的众多疾病更是由心而生。他常说，对于此类疾病，方子开得再好也不如疏解其心结，而如何疏解心结，常需医师同患者做长时间的沟通，深入其内心世界，引导其走出阴霾。较之此类患者，临床中更让医生犯难的是那些心智不健全的患者，有的人性格急躁，得了慢性病却要求速效，乱投诸医，反而不能获效；有的人性格迟缓，患了急病而不去积极治疗，以致千里之堤溃于蚁穴；有的人惧怕补药，参术还未沾口，肚内就开始胀气；有的人怕攻下之药，大黄、芒硝刚一入口就急忙登厕；有的人隐瞒病情，用诊脉来试探医生医术高明与否，如江湖郎中信口开河、指鹿为马则奉若神明，正规治疗反备受猜疑；再如患者上吐下泻，但却不如实交代病情，只说为我治疗吐泻即可，医生如何心中了了？诸如此类不胜枚举，皆乃患者心理不健全所致。张发荣教授基于多年的临证经验，常常数语之后，便可知此人心智如何，对于上述患者，他常劝其加强自身修养，积极配合医生的治疗，且常告诫学生，此类患者诸多症状为其所想，治疗效果的评价当综合分析，不可尽信其言。针对此类患者，更应强调医疗的原则，以免引起不必要的麻烦。

　　医师如何学习和运用心理学的知识呢？张发荣教授强调了两方面的途径，一是从古代中医典籍中学习；二是从医疗实践中学习。古代的中医典籍不仅是医理、医方著作，更是一部医学心理学大典，早在《黄帝内经》之中，便提出了"怒伤肝、喜伤心、思伤脾、悲伤肺、恐伤肾"等思想，并提出了情志相胜的疗法，在张子和的著作中更是通过案例的形式具体讲述了怎样以情志相胜法来治疗疾病。对于心智不成熟的患者，早在《史记》中便已有"六不治"的记载，临床当根据具体情况分析处理。除了书上的知识外，我们还应从实践中学习，如曾有患病数月未愈的母女俩，两人症状皆为便秘与腹泻交替出现并伴腹痛肠鸣、失眠多梦、情绪波动等症状，而其女更兼有月经不调、痛经、头昏、记忆力减退等。经医生诊治，母亲诊断为肠道激惹综合征，属于中医腹泻肝脾失调证；女儿诊为月经不调、痛经。经中西医治疗无效，诸医束手无策。"十一"国庆节之后，其女大学入学后，母女俩竟同时不药而愈。这难道不是高考压力减轻、她们心理得以放松的结果么？如此的情况在临床中不胜枚举，需要我们医生通过细致的沟通交流，充分取得患者的信任，只有这样，才能取得更佳的治疗效果。

学术思想

张发荣

一、临证精华——临床诊疗思路概述

医生是救死扶伤的天使，肩负着普济苍生，减轻患者痛苦，提高治疗效应，帮助人类健康长寿的重任，使命铸就了医者的职业目标——为提高临床疗效而努力。提高疗效的相关因素有哪些？通过五十多年的临床实践，张发荣教授认为，辨证论治是否全面、药材质量是否保证、药材煎服是否得法、将息调养是否合理、身病心病是否同治，以及辨证辨病是否结合等都是影响疗效的重要因素。

1. 全面辨证论治　所谓全面辨证论治，是指根据中医学理论，四诊合参，全面搜集资料，认真进行综合判断，从而最大限度地减少失误。中医看病，远古扁鹊有隔墙见人，透视患者五脏六腑、经络气血、隐忧恶疾的本领，但这仅是一个神话传说，并非医疗实践现实。然而现在，仍有仅凭脉诊判断一切之做法，宣称其可以看出所有疾病，甚至可以看出患者身世家世，可以看出各项检查的具体数据，令人不可思议，有失中医学本色，不宜提倡。

中医内科疾病的辨证，应坚持从辨明病名、病因、病位、病性、病势和病机各个环节入手，不可以偏概全。

（1）辨病名：就是根据四诊收集到的疾病的资料，辨明属于何病。中医内科各个病种，均有其区别于其他病种的致病因素、发病原因、病机演变、临床表现、预后转归等特点。根据四诊收集的临床资料，辨明病名，就能更深入地认识该疾病的本质特征，明确疾病的发展、预后、转归，做到心中有数，在治疗时才更有针对性。

（2）辨病因：就是辨明引起疾病的原因。中医对病因的认识，要根据中医的基本理论，以临床表现为主要依据得出，即审证求因。中医的病因学说，不仅研究致病因素本身，更重在对各种病因作用于人体后，机体所产生的一系列症状进行归纳、分类。中医内科疾病的病因很多，总体可以归纳为外感和内伤两大类。外感包括六淫、疫毒，以及一些特殊的致病因素如疟邪、寄生虫等。内伤包括七情、房室、劳倦、饮食等因素。此外，瘀血、痰饮等病理产物，在一定条件下也可以成为致病因素，也应属于病因范围。

（3）辨病位：就是辨明疾病发生以后，产生的一系列病理改变所涉及的部位。中医内科疾病的病位，首先应该辨明在表在里，这与病因关系密切。在此基础上，表证应当进一步辨明病在肌腠（卫分），或者肺卫同病；里证应当进一步辨明病在何脏、何腑，或是病在经络、气血、津液。无论采用何种辨证方法，深入辨识病位，均需联系脏腑，故脏腑辨证是各种辨证的基础。

（4）辨病性：就是辨清疾病的寒热虚实属性。寒证和热证，是人体阴阳偏胜偏衰的反映。阳盛则热、阴盛则寒，阳虚则从寒化，阴虚则从热化。寒证是由于感受寒邪或人体阳气虚衰所致，热证则由感受热邪或人体阴精亏耗、阳气亢盛引起。除了单纯的寒证、热证外，还有不少疾病表现为寒热错杂，甚至真寒假热、真热假寒证。虚证和实证，是人体正气强弱和病邪盛衰这一矛盾消长的反映。虚指正气亏虚，如人体气、血、阴、阳的亏虚；实指邪气亢盛，如气滞、血瘀、停痰、蓄水、热邪亢旺、寒邪凝滞等。辨明寒热虚实，处方用药才不致雪上加霜，火上浇油，虚其虚，实其实。

（5）辨病势：就是用动态的观点，分析疾病发展的进退变化，根据病情发展的趋势，进而判断预后转归。中医"从阳得生，从阴得死"的理论，对于分析病势及预后转归有重要指导意义。一般来说，阳证、实证、热证，如《伤寒论》中的三阳证等，预后较好；阴证、虚证、寒证，如《伤寒论》中的三阴证，预后较差。阳实证转化为虚寒证为病进，虚寒证转化为阳实证为病退。正盛邪退，疾病就渐趋好转、痊愈；正气大亏或邪气极盛，正不胜邪，则病情趋向恶化，预后不良。如外感热病，汗出之后，脉静身凉，是邪气已退、正气渐复、疾病向愈的表现；若邪气内陷营血、神昏谵语、出血或动风抽搐，是邪气亢盛，正不胜邪，病情严重的表现。一般内科疾病，出现脾胃衰惫、饮食不进，或大骨枯槁、大肉陷下；或声低息微、面色㿠白；或脉象细微，甚至脉微欲绝等证，皆是正气大虚，病情严重的征兆。

（6）辨病机：就是对上述病因、病位、病性、病势等内容的归纳综合，以求得对疾病本质的完整认识。不同的疾病各有其不同的病机。在各种不同的病机之中，又都存在着邪正斗争、阴阳失调、升降失常这些最基本的病理改变，这种最基础的病理改变就是疾病的基本病机。掌握了疾病的基本病机，就掌握了疾病的本质，就能更准确地找到治疗疾病的法则和方药。

要辨明上述诸多环节，必须充分综合应用中医辨证方法。中医内科常用的辨证方法，主要有脏腑辨证、八纲辨证、病因辨证、气血辨证、六经辨证、卫气营血辨证、三焦辨证等。这些辨证方法各具特色，各有适用范围，相辅相成。诸多辨证方法，以脏腑辨证为纲，其他辨证方法为目，纲目结合，综合分析，方能揭示疾病本质，得出正确辨证结论。

辨证明确之后，立法处方则迎刃而解。关于方药的选用，当首先选用比较规范的常用治法方药，由于体质等因素的差异，若常法走不通，就须知常达变。所谓达变，就是采用一些独特的经验治法。要用好变法，必须多临证，多读经典，前人的经验学得多，善于消化吸收，方能运用自如、提高疗效。例如，若没读过鲍相璈《验方新编》，就不一定知道四神煎（黄芪、远志、牛膝、石斛、金银花）可以用于治疗类风湿性关节炎。

2. 辨病辨证结合　中医看病，根据四诊合参、辨证论治，是几千年临床经验的总结，是中医的灵魂，必须认真传承。传承很重要，但不能自我封闭。过去有一种偏见，有人认为涉猎西医是多余，中医只要辨证论治丝丝入扣，岂有不效之理？与此相反，另一些人认为，医学总是在不断发展，应当深入发展前沿，用他山之石以攻玉，主张衷中参西。我认为后者的见解是与时俱进的，是可取的。中西医各有所长，各有所短，中西医的任何诊断方法都有其局限性，都不是万能的。如果有了这样的兼容思维，中医师学点西医学知识，无疑会提高诊疗水平，减少误判。如有一咯血患者，病急乱投医，辗转多位医生治疗无效，咯血、消瘦不断加重，遂就诊于另一位医生，医生拍桌感叹，我治疗这类咯血，屡治屡效，你为何不早来找我。结果方药频投无效，经进一步检查，确诊是晚期肺癌，最终不治身亡。这例患者，若早发现，早治疗，或许还有一线希望。现实中由于医生医学知识的缺陷，误诊患者不在少数。有的"神医"称治疗急性白血病的疗效百分之百，治疗肝癌的疗效百分之九十九，这种天方夜谭，不仅贻笑大方，而且殃及患者，岂不是杏林中的悲哀？发人深省！倘若以辨病与辨证相结合的思路指导临床实践，这种误判的概率是可以大大降低的。

3. 药材质量保证　一个高明的猎手，有了真枪，若无实弹，则不会获得丰富的猎物。一个优秀的骑士，尽管是驾驭高手，若无良骑，不可能取得赛马冠军。

作为一个高明的医生，如果没有良药，怎能取得良效？近年来，张教授带着问题去中药材市场考察过几次。漫步市场，规模之大，令人惊叹；其繁荣景象，可谓车水马龙；其品种规格之繁，让人眼花缭乱。如果自己开了四君子汤，药房给患者的究竟是什么质量的药材？医生定会心中茫然，至于疗效，也就不够自信。这里以西洋参、三七、附子为例，谈点对药材应用的感受。从美国买的西洋参粉，气味浓烈，口感甘苦；而其他产地的西洋参，气味清淡，品尝淡而无味。自己打的三七粉，气味芬芳苦涩，而在有些药店买的三七粉，品尝几乎没有感觉。既然性味有异，功效岂不有别？张教授在美国，知道一位美国洋中医，擅长用附子，他说他的附子是中国正宗产地专门种植的，是纯天然的正品，质量最好，其治疗效应，好像足球比赛，有临门一脚之力。目前国内外应用的附子，都说是正宗产地生产的，我们不禁要问，这个正宗产地一年能生产多少附子？

张教授认为治病的临床疗效，应着眼于这个公式：良医＋良方＋良药＝良效。也就是说，提高临床疗效，医药两者同等重要。今后中医药事业的发展，医药必须作为一个系统工程，加强沟通，有机结合，共谋发展，才能不断创造新的辉煌。

4. 药物煎服得法 我国是中医药的故乡和发源地，应用中药饮片和汤药治病，已有两千多年历史，但时至今日，应用饮片煎剂治病，煎服法仍存在许多问题，影响着中医药疗效的发挥。如他给一位患者看病，是外感风寒、表证未解而又入里化热的表寒里热症，用柴葛解肌汤加味治疗。患者第二天电话告知，药后无效。问其煎服情况，说煎了一次，服了一次。张教授告诉她煎服法不对，应煎三次，药液混匀，分三次服完。她如法煎服后，第三天她电话告知，方药很见效，病好了。又如，20 世纪 80 年代附院内科病房搞肺心病科研，有例肺心病心衰患者，咳逆气喘、呼多吸少、心悸不安、不能平卧、全身水肿、四肢逆冷、舌苔白腻、脉滑数。诊断为喘证，病机为肾阳亏虚于下，阳虚水泛，凌心射肺，痰热壅阻于上。治宜温阳化气行水，清热化痰肃肺。方用真武汤合葶苈大枣泻肺汤加味，处方标明附片另包先煎 1 小时。当时病房是用蜂窝煤煎药，家属煎药时附片未遵医嘱煎熟，患者服药一次后，心慌难受，口发麻而停服。次日查房，询问了煎药服药情况，发现煎药不得法，嘱其按医嘱重煎再服，服药 2 剂，诸症大减。

　　药物加工不得法，难以煎出有效成分，也是影响临床疗效的因素之一。如葛根、茯苓的饮片是方块状，薏苡仁是坚硬颗粒，经煎煮后，发现药材的中心是干的，与煎煮前无异，有效成分都未溶解，疗效从何而来？由此可见，改善药材加工工艺，刻不容缓。

　　综上，药物煎服法与疗效、毒副作用等密切相关，应规范到位，不可掉以轻心。

　　5. 将息调养合理　"饮食有节，起居有常，不妄作劳，恬惔虚无，顺应自然，防御虚邪贼风"，这些经典理论，似乎有口皆碑、家喻户晓，但能够身体力行、落到实处者不多。现在临床上比较常见的劳倦、肥胖、脂肪代谢紊乱、糖尿病、青中年性功能障碍等疾病，以及疾病治疗过程中的病情反复加重，多与劳复、食复密切相关。关于劳复、食复对疾病的影响，略举两个例证。

　　验案一：早在1965年，张教授的老师，已故名中医彭宪章主管一例年轻的肾衰患者，经治疗病情稳定，周末要求回家归宿，夫妻缠绵恩爱，精力消耗殆尽。周一回医院后病情急转直下，并发严重心衰，经抢救无效死亡。究其原因，患者回家曾多次做爱，为劳复所致。

　　验案二：最近门诊治一老年甲亢患者，经治两周，心慌难受、情绪紧张、手抖等症明显减轻，心率减慢，病情逐步得到控制。因冬至来临，受冬至吃羊肉风俗的影响，多次饱餐羊肉后，病情复发加重，前来复诊，面色发黄、口干苦、尿如茶色。此乃羊肉温燥，引起内热炽盛的食复所致。

　　在疾病治疗过程中，因感受风寒、沐浴洗头、饮食不当、感情纠结、劳累过度等而病情反复加重者，比比皆是，应注意加强医患沟通协作，提高将息调养意识，保证治疗有序进行。

　　6. 身病心病同治　人难免会生病，对待疾病，有的人认为无所谓，有的人过于小心谨慎。太过不及，均非所宜。就众多疾病而言，早发现、早治疗，效果事半功倍。如糖尿病，若发现早，认真合理治疗，仍可以健康长寿；反之，则发展迅速，当病情重了，决心要认真治疗时，则错过良机，为时已晚。

　　身体贵于千金，谁都期盼健康长寿。重视防治疾病是对的，但切忌天下本无事、庸人自扰之。本是小痒，然而有人却背上思想包袱，以致演变成大病。中医大家朱丹溪总结的"因病致郁、因郁致病"的经典理论，揭示了身病与心病互为因果的相关性。医师必须治身病与解心结双管齐下，才会收效良好。

验案一：一老年患者，85 岁，体检大脑有细小腔隙性梗死，临界高血压，颈动脉有硬化小斑块，前列腺肥大增生，这些本来是常见的老年性病变，他却杞人忧天，成天卧不着席，食不甘味，精神一蹶不振，哀叹不行了，快要上天堂了，拒绝去医院看病。经家人反复劝说和友人介绍，前来就诊看病。就诊时，患者面色红润，耳聪目明，精神矍铄，反应敏捷。询问其病情，对答如流。舌红，苔薄白，脉象和缓。遂与其交流沟通，给他讲解生理常识，劝慰他衰老是自然规律，不能与青中年时期相比，启发他与他的同龄人相比。他听后喜形于色，病即好了大半，再治以补肾活血之法，方用左归饮与补阳还五汤加减调治。随访发现，服药数剂，精神大振，对长命百岁充满信心。

验案二：一老人，74 岁，大学教授，近两年精力每况愈下，沉默寡言，自我封闭，不与外界交往，经常卧床不起。经家人反复启发开导，得知其心病是笃信"七十三、八十四，阎王不要自己去"的民间传说，认为死亡临头，想通过独善其身来躲过劫难。经家人劝导，医生给予心病身病同治，患者重新树立起了健康长寿的信心。

二、岐黄精义——"以甘治甘"思想的理论与临床

在日常生活中，糖尿病患者常常存在"谈糖色变"的情况，担心甘味药的使用会升高血糖。张发荣教授在长期的临床实践中，以中医理论为指导，在以甘味药治疗糖尿病方面积累了丰富的经验，逐渐形成了别具一格的"以甘治甘"的学术思想。

1. 概述　自神农尝百草始，"味"便成了医家们认识、使用药物的重要参考。随着先哲们对药物理解的深入，人们开始更多地思考药味与功效之间的统一，并逐渐形成了药物的"五味"理论；不仅如此，《黄帝内经》还将五味配属于"五行"，从而彻底将其包罗在人与自然的体系之内。"五味"与"五味理论"之间的差别，在于是着眼于药物本味，还是药物主要功效，前者只是朴素的表象认识，后者才能真正指导临床实践。我们所谈的甘味药，是基于功效层面，而非"甜味药品"。甘味药的两大作用即"甘补虚"和"甘缓"，此外，尚存在"甘满中"的不良反应。张发荣教授在对这些药物功效充分认识的基础上，深入挖掘了其在糖

尿病治疗领域的作用，并取得了很好的治疗效果。

2. 理论发微

（1）从顺相宜：《素问·五常政大论》曰："同者盛之，异者衰之。"《中藏经·水法有六论第十五》有云："病者之乐慎勿违背，亦不可强抑之也。如此从顺，则十生其十，百生其百，疾无不愈矣。"认为治病当从顺相宜，同气相求。糖尿病患者临床嗜食甘味，正是机体需求的体现。但由于"脾散精助运"功能的低下，人体所摄入之甘味食物不能合理地归藏五脏以奉生身，而是流溢于外周营卫，不仅使血糖升高，更为各种并发症的形成埋下了伏笔。不同于甘味食物，甘味药物不仅可以从顺脏腑之性，更可发挥其补虚摄精、泻火缓急的治疗作用，真正做到以自然之道调节人之阴阳。

（2）补益脾肾：甘味药的补益作用早已引起先贤们的重视，据《周礼·天官》记载："凡药，以甘养肉。"在《黄帝内经》中，"甘"在五行属土，与脾脏相应，其补脾效力毋庸置疑。而病理状态下的脾无论在糖尿病的发生发展，还是并发症的形成方面皆扮演着重要角色。首先，脾为后天之本，是水谷精微转化为气血津液的核心脏器，并与其相应的腑——胃共同掌控着中焦气机。脾病则"精微不用，浊邪不出"，终致代谢紊乱，增加了糖尿病的患病风险。其次，脾胃为气血化生之源，病则全身正气渐亏，以致不能抵抗"糖毒"内侵，从而导致疾病的发展及并发症的形成。

甘味药除用来补脾之外，其益肾之效亦不能忽视。无论是滋阴养血的熟地黄、枸杞子、桑椹、黄精等药，还是助阳益气的鹿茸、淫羊藿等，皆属于甘味之品。肾中阴阳的亏损或失调常常是糖尿病发生的根本原因，而随着疾病的发展变化，肾脏亦常遭受更为严重且持久的损伤。故具有益肾之功的甘味药在糖尿病的治疗过程中常常必不可少。

（3）满中泄浊：甘味药可满可泄，正如王好古所言："中不满而用甘为之补，中满者而用甘为之泻。"但就甘草而言，其曰："凡不满而用炙甘草为之补，若中满而用生甘草为之泻，能引诸药直至满所，甘味入脾，归其所喜，此升降浮沉之理也。经云，以甘补之，以甘泻之，以甘缓之，是矣。"由此可见甘味药具有此种疗效的根本原因是其可以拨动中焦气机，平调脾胃功能。从这个角度出发，临床中针对多食易饥、胃中烧灼嘈杂者可以甘满之，充分发挥"甘则满中"的作用，一则可缓解患者的不适症状，二则可减少食物摄入，以平稳血糖。除甘草之外，大枣之效亦佳；而针对临床中胃满不适、纳食不消的患者，其他甘味药则可发挥其"泻满"的功效，如白术、茯苓即是常用之品。

（4）泻火解毒：早在《黄帝内经》之中，甘味药的泻热泻火之效便已有论述。《素问·至真要大论》云："火位之主，其泻以甘，其补以咸。"《素问要旨论》云："热胜治以辛寒，佐以苦咸，以甘泻之。""火胜治以辛寒，佐以甘咸，以甘泻之。"火为阳邪，其性峻猛，以甘缓之，其火渐衰。具体来说，泻火之甘味药可分为甘寒及甘温两类，甘寒之品，如麦冬、石斛等，功在滋阴降火；甘温之品，如黄芪、人参等，长于发散郁热。对于火象显著的糖尿病患者，甘味药亦常在辨证基础上广为运用。

所谓"毒"，常为热邪郁久而化，亦常因痰、瘀等病理产物的参与而更加复杂，其流溢周身，危害极深。随着疾病的深入，"糖毒"渐生，成为日后各种并发症发生的祸根。之所以说甘味药具有解毒之功，亦是综合作用的结果。甘可补益正气，正气足则五脏六腑、四肢百骸可抵御"糖毒"入侵，即"正气存内，邪不可干"之理；甘可消火泻浊，故可从根本上祛除毒邪产生的根源；甘可调理中焦，增强脾胃运化之功，可使毒邪去而气血生。综上，甘味药在解"糖毒"方面亦功效卓著。

3. 临证探讨　甘味药对于糖尿病多方位的治疗作用，也保障了"以甘治甘"的显著疗效。张发荣教授在临床中针对不同证型，甘味药的用药思路亦有不同，在整个处方中，如何与其他性味的药物相搭配，其剂量、炮制如何把握，皆是巧妙使用甘味药的前提。现从其临床用药思路出发，浅谈如下。

（1）分证型论治

①胃肠火炽证：胃肠之火同糖尿病发生的关系在经典著作中早有论述，在《素问·阴阳别论》中说道："二阳结，谓之消。"二阳，即是足阳明胃和手阳明大肠；《金匮要略·消渴小便不利淋病脉证并治》中言："趺阳脉数，胃有热，即消谷引食，大便必坚，小便即数。"趺阳脉候胃气，今趺阳脉浮而数，为胃热炽盛之候，阳明灼热，故多有肠燥之症。临床之中常以甘寒泻火、苦辛泄浊法治之，即以甘寒之品泻火滋阴，辅以辛开苦降，以达荡涤胃肠之效。张发荣教授临床中常以白虎加人参汤、葛根芩连汤等，方中石膏"以味甘，能缓脾生津止渴"（《医

学入门》），葛根"辛甘平，入胃兼入脾，能升胃气上行入肺而生津止渴"（《本草分经》），可见该类甘寒之品皆是缓脾泻热解渴之良药。而人参虽被世人视为甘温补气之佳品，然亦能"补中缓中，泻肺脾胃中火邪"（《医学启源·药类法象》），以其用于糖尿病的治疗，一可泻肺胃之火以除渴，二可益中焦之气以扶正，三可解苦寒之弊以安中，可谓一药多效。

②脾虚失运证：脾失健运与糖尿病的发生发展有着密切关联，早在《灵枢·本脏》中即有言："脾脆则善病消瘅易伤"，而嗜食肥甘、劳逸失度等助湿伤脾的不良生活方式更是现代人罹患糖尿病的主要病因。血糖者，乃精微之物流于血脉所成，水谷虽存于胃肠，然运化、布精全靠脾脏，今脾虚不运，精微不布，壅滞血脉，即为本病。张氏临证时，常以甘味之品入中焦以益脾，拨动中焦气机，以使精浊分明，藏泻有节，不仅有助于血糖的稳定，更能有效缓解患者临床症状。具体而言，益脾又可分为补、运、化三法。所谓"补"，即以人参、黄芪、甘草、山药、大枣等甘温之品壮脾之气，脾气充足是脾发挥健运、转输功能的前提；所谓"运"，即以炒白术、苍术之品醒脾以助转输，使精微得以布散，不致壅滞于中；所谓"化"，即以茯苓、猪苓、薏苡仁等甘淡利湿之品渗湿助脾，以泌别清浊，充分发挥中焦转输之能。

③气阴两虚证：消渴病之始生，或由"酒气与谷气相薄，热盛于中"（《素问·厥论》），或因"怒则气上逆，胸中蓄积……转而为热"（《灵枢·五变》），可见热邪是糖尿病的初始病因。但随着疾病的发展，壮火食气，实火伤津，愈多食则火益炽，愈多饮则津益伤，人体逐渐难以维持阴阳稳态，故渐成气阴两伤之象。针对此种情况，以甘温之品补气，甘润之品滋阴，疗效甚佳。如生脉饮处方虽小，但包含着诸多治法，故临床中常以此为基础加减治疗本证。补气诸如黄芪、党参，滋阴诸如石斛、天花粉、天冬、百合。此外，沙参、太子参等益气生津之品亦可随症加减。此外，张氏亦善用"酸甘化阴"之法，于大队甘味益气生津药物中佐以五味子、白芍等酸味之药，可起画龙点睛之效。

④肝肾亏耗证：糖尿病日久，津液亏虚逐渐深入，必劫伤肝肾真阴，从而更易加快疾病进展的步伐。临床上，此期患者除脏腑更加虚损，也更易出现各种并发症。肝开窍于目，肝血亏则视物不明；肾在体合骨，肾阴损则骨弱精亏。此期之治，则更加强调"虚则补之"，以续残存之正气。在用药思路上，常以六味地

黄汤为架构。该方中，熟地黄补血益精，以生真阴之气，山药补气益脾，以使先、后二天同调，此二味皆为甘温之品；再佐以茯苓、泽泻甘淡利湿之药，使浊邪不上犯，更助正气渐复。若真阴大亏，则常加桑椹、黄精、枸杞子以增强补阴之效；若气虚神萎，亦可加用人参、黄芪等甘温益气之品，气阴同调，从而使脾肾互滋，疗效倍增。

（2）性味配伍：甘味药除了"满中""补虚""缓急"等作用外，大多亦具有"中和"之性。甘味药与其他性味的药物相配，常可有神奇功效，处方中配以甘味药，亦常使全方达到更佳的治疗效果，张发荣教授在临床的不断探索中，逐渐形成了针对糖尿病患者的药物性味配伍思路，现将甘味药与其他性味药物的配伍原则简述如下。

①辛甘化阳：《素问·阴阳应象大论》有言："气味辛甘发散为阳。"辛味药功擅宣通气血、散发浊邪，较之"甘味药"，其性多轻扬开泄。辛甘相合，恰如阴阳相交，阳得阴助，故能使宣通外散之力源源不竭。糖尿病患者的周围神经病变常常表现为手脚麻木、冰凉或其他莫可名状之症状，究其原因，乃营卫脉络之中痰瘀渐生，气血不能发挥濡润作用，四肢肌肉失却温煦，久而致阴寒内盛所致。针对此种情况，张氏常以辛甘化阳法治之，法仲景黄芪桂枝五物汤、当归芍药散，辛味药如阵前先锋，冲锋陷阵以通滞涩之路，"甘味药"如帐中谋臣，运筹帷幄以保正气稳固，两者相合，方可获取良效。

②酸甘化阴：此法亦源于《黄帝内经》，发扬于仲景，《伤寒论》所载"芍药甘草汤"即为该法之典型运用。糖尿病患者初期火邪内燔，火热伤津耗液，日久则致津液亏虚。此时滋阴生津虽为治疗正法，然疗效常难以为继，究其原因，除火热之邪未得以祛除之外，虚则补之的线性治疗思路亦存在缺陷。糖尿病之阴亏，火热不除益阴无用，火热一除津液自生，酸为阴，其性收涩，可敛火热外攻之性，甘味药亦可缓薄急之气血，以消火邪宣散之力，可见二味皆有助于火邪的祛除。此外，甘味药可补脏器虚损，以复气化之功，脏腑之力得复，则津液自生；而酸味药除可收摄精气，使所生津液内归脏腑血络，其自身又可刺激人体产生津液。临床中，生脉饮、芍药甘草汤皆为常用之方，在此基础上，再辅以苦寒泻毒、甘寒生津之法，常可使火热去而津液生，从而截断火热近一步为患的路径。

③甘苦合化：苦味之药，多性寒而主降，功擅清火、燥湿、坚阴，是治疗糖尿病火热之象的必用药。甘苦合化，亦为治疗糖尿病火炽阴伤的常用组合。吴鞠通在《温病条辨·卷二·中焦篇》言："阳明温病，无汗，实证未剧，不可下，小便不利者，甘苦合化，冬地三黄汤主之。"邪热内盛，非苦寒不得降，阴液亏耗，非甘寒不得生。针对糖尿病阴虚为本、燥热为标的病机特点，临床中常以葛根芩连汤合麦冬、石斛、天花粉等甘苦合化，标本同调。此外，此法除可以泻火生津外，亦为调治脾胃之良策，且因剂量的变化可有不同的治疗作用。甘入脾，可补益中焦之气，苦降逆，可泄浊除痞，故将小剂量的芩、连施于参、枣、草之中，用于治疗中焦痞满不舒，每获良效；若增大芩、连之量，则可针对脾胃阴火偏盛者；而对于中焦湿热患者，则亦需使用大剂苦味药燥湿，酌情配以小剂量的甘温运脾之品，一可增强脾胃运化之力，二可防止寒药伤脾，三可矫正药味，使药力入脾。

④甘咸同滋：甘入脾，咸归肾，功效皆偏补益，两味同施，脾肾同调，适合于糖尿病后期脾肾两虚，正气渐亏者。正气虚则邪气进，久病入络，穷必及肾，则出现精微物质不能固涩，有小便漏出的现象。针对于此，清代名家叶天士指出："初为气结在经，久则血伤入络，辄仗蠕动之物松透病根。""久则邪正混处其间，草木不能见效，当以虫蚁疏逐。"明确指出了虫类药在诸如像糖尿病肾病等久病入络之疾病中的重要作用，而虫类药物味皆偏咸。张发荣教授治疗糖尿病肾病，常甘咸同施，在黄芪、党参、山药等益脾补气，熟地黄、枸杞子、黄精等补肾益精基础之上，血瘀甚者予土鳖虫、水蛭搜剔血络痰瘀；阳虚明显者以紫河车、鹿茸等温补肾阳。甘、咸二味，形成了治疗糖尿病肾病组方的基本架构。

4. 小结　综上所述，张发荣教授着眼于甘味药物的具体功效，充分发挥其在糖尿病治疗中的作用，不仅没有使患者血糖升高，更发现了其神奇的治疗效果。这启示我们，中医药学并非朴素简单的理论，我们更应深入其中，探索深层次的变化与规律，以创新、发展我们的理论体系。

三、杏林妙手——临床用药思想撷菁

古人云："用药如将帅用兵。"历代兵家常胜者，一定善用兵，而历代医家有名者，也一定善用药。正如战场上"以形相胜"便可以最大限度地减少人员伤亡和资材耗损，而中医精妙地运用辨证论治来诊治疾病，则可以在治疗过程中最大限度地减少毒副作用和正气的耗伤，故在临床上根据"以形相胜"的理论，无论什么病邪，无论什么证候，均可找到相应的处方将其制服。张发荣教授常云："中医医家临床医术愈高，则愈要研究用药。"今将其临床用药经验整理于下。

1. 处方用药纯正、思路清晰　在随张发荣教授查房诊病或给他抄写处方时，不管患者多少、病情轻重，学生们都有一个共同感受，那就是他在对患者进行了四诊诊断、辨证分型、中西合参后，在处方用药上仍然一丝不苟、严肃认真。他常说不求规矩、难成方圆，处方用药的选择在治疗疾病时至关重要，医者要对患者有高度的责任感，要时刻保持清醒的头脑，凡事要做到思路清晰，处方用药不只是中医工作者最重要的基本功，而且事关临床治疗的疗效。诊断正确、处方用药恰当，则疗效显著；反之，则前功尽弃。他处方用药力求针对性强，理法方药一线贯穿，小方大方、丸散膏丹、泡水浴足，皆不拘一格，根据病情需要而定。此外，他提倡在四诊合参的基础上，衷中参西，实事求是，不苟同神医的特异功能，反对商业炒作、自以为是的神话医风。

2. 根据脏腑生理特点用药　张发荣教授处方用药，谨守脏腑学说之观点，如肺为娇脏，"娇脏"即是对肺的生理特征的概括。简而言之，肺脏位居上焦，恶寒复恶热，喜润恶燥；同时肺为清虚之脏，清轻肃静，不容纤芥，不耐邪气之侵。"治上焦如羽，非轻不举"，正是历代医家根据其生理特点而设的治则，故娇嫩之肺脏一旦被邪气侵袭，用药应以轻清、宣散为贵，过寒、过热、过润、过燥之剂皆所不宜。他将这一理论灵活运用于临床，用药多为轻灵平淡之品，治肺几乎不用性味过极之药，以"微辛散之""微苦降之""微甘调之""微轻愈之"为原则。如他以自拟干咳方治疗急、慢性支气管炎属于燥咳型的患者，疗效肯定。药用：桑叶30g，杏仁15g，麦冬20g，矮茶风15g，白前根15g，僵蚕15g，蝉蜕15g，重楼10g，川贝母9g（打破入煎），炙百部15g。咽痒加荆芥、紫菀各15g，咽痛加金银花、鱼腥草各 30g。该方祛风润燥、宣通肺气、方药轻灵、质轻味薄，符合 "治上焦如羽，非轻不举" 的治则，是他在长期临床实践中治疗肺系燥咳疾病的用药精华。方中杏仁、蝉蜕等属，纯属清肃上焦之类，皆无伤肺伐正之弊，却有清肺去实之能。

3. 巧妙处理扶正祛邪的关系　在处方用药上，他很重视对扶正与祛邪关系的处理，强调滥补会造成生热助火、闭门留寇等弊端，而过度地泻实亦是对正气的再次伤害。如何把握扶正与祛邪的关系，张发荣教授认为首先应认识到病机特点，其次还要掌握患者的体质特征，只有将两者紧密结合，才能有的放矢地处理扶正与祛邪的关系。如一老年咳嗽患者，虽痰热壅盛之象明显，在用药时亦需顾及其正气已虚的体质特点；现代年轻人多劳或少动，年龄虽轻，正气已亏，故也不能单纯凭年龄来判断正气的盛衰。现在外感疾病中，虚实夹杂者越来越多，张氏常以人参败毒散或参苏饮治之，一方面以人参、黄芪等稳固正气，一方面以葛根、川芎等解表祛邪，临床功效较单纯祛邪解表更佳。在中风的治疗上，他认为中风发病基础多由肾虚血瘀所致，且发病年龄多为中老年人，气血逐渐衰少，生理机能减退，故虚证或虚实夹杂证多见，治当补肾活血开窍。中风急性期标实症状突出者，治当以祛邪为主，所谓急则治其标；但若为本虚标实，亦须兼顾正气，即攻补兼施，不宜任意攻伐，若正气受损，轻者后遗症难以康复，重者病情凶逆。张氏在临床中善用人参、水蛭，人参味甘、微苦、性温，具有调气养血、滋补强身之功效，用于中风患者可益气扶正，活血行瘀。水蛭首见于《神农本草经》，曰："主逐恶血、瘀血、月闭、破血瘕积聚。"《本草经百种录》曰："……迟缓善入，迟缓则生血不伤，善入则坚积易破，借其力以攻积久之滞，自有利而无害也。"二药联用，攻补兼施，相得益彰。在正确处理扶正与祛邪关系的问题上，不仅需要临床的经验与技巧，更需要实事求是的精神。

4. 重视方药性味与患者的接受度　在临床上，我们辨证论治，慎重开方，期待患者能遵医嘱服药，尽快恢复健康。但很多时候患者因为中药汤剂味苦、味腥或味辣等各种因素不按时服药，甚至不服药，导致医患之间难以齐心协力，影响治疗效果，而且一旦效果不佳，还容易造成患者对医生的不信任，最终造成医患之间的诸多矛盾。张发荣教授认为传统的 "良药苦口利于病" 之说值得商榷，不能认为患者难服的药都是合理的。中医药发展至今，已有两千多味中药在临床上使用，利于病的良药不一定必须苦口，如甘味的药也可以利于病。特别是对于小儿患者，我们更应该注重中药汤剂的口感。古有《病家两要说》，讨论的便是医患之间的信任问题。今日我们可以在不改变中药处方大方向的前提下，适当配伍某些药物，改善方药味道，使患者容易接受，且能长期服用，积极配合治疗。如重视甘草在各种方剂里的矫味作用即是中医处方的一大特色。甘草又名国老、甜草，气微，味甜，有清热解毒、祛痰止咳、调和诸药等作用，很多人都认为甘草之调和药味，不仅仅在于调和药物的寒热温凉、酸苦咸辛，亦可以改变中药汤剂的味道，减轻患者服药的不适感，从而让其按时服药，促进患者早日康复。《用药法象》云："（甘草）协和诸药，使之不争，故热药得之缓其热，寒药得之缓其寒，寒热相杂者，用之得其平。"在临床运用中，对于以苦酸咸味药为主要药物组成的方剂，加重甘草用量至 10g，往往能改善方中酸、苦、咸味药的不良之味，且不影响疗效。此外，他还喜用大枣矫味，大枣味甘且性味醇厚，入于汤药之中，不仅可补脾益气，更能调整汤药口感，对于患者胃气的保护大有裨益。

对于小儿患者，药物口感对于治疗效果的影响更大，在小儿外感热病的治疗中，金银花、鱼腥草既能清热解毒，口感亦能接受，不至于破坏患儿的胃气。不仅针对患儿，治疗对口感要求较高患者的外感性疾病，亦可尽量多选辛甘之品，患者乐于服药、服得进药，才能让治疗效果达到最佳。

5. 重剂方可起沉疴　张发荣教授认为，中医之所以能够取效，除了识病辨证无误、用方准确、用药精当外，剂量的使用亦是关键，所谓"量效关系"，先有量，而后才有效。观仲景之《伤寒杂病论》，对于药物剂量的要求十分严格，有学识粗浅者只学药物，不顾剂量，用之无效，便责之仲景，责之中医。对于首诊疗效不显的患者，常常在加重某药剂量之后，疗效即出。如黄芪一味，味甘，微温，归脾、肺经，功为补气升阳、益卫固表、托毒生肌、利水消肿。一般药书载黄芪临床用 10～30g，有医家最大用至 120g，张发荣教授临床可用至 200g。举重用黄芪以愈沉疴一例：向某，男，65 岁，主诉双下肢凹陷性水肿，右侧为甚 1年。心电图、超声、肝肾功等化验检查全部正常，排除心、肝、肾疾病引起之水肿，经过中西医治疗收效甚微。经诊之，舌淡脉细，纳食尚佳，他认为属气虚所致，遂用补中益气汤，重用黄芪 200g，水煎服，每日 3 次，连服 7 剂，痊愈。补中益气汤首见于李东垣《脾胃论》，由黄芪、人参、当归、炙甘草、陈皮、升麻、柴胡、白术组成，有补中益气、升阳举陷的功能。该患者经辨证后确定为脾气亏虚所致的水肿，脾气虚弱、水湿不运、泛溢肌肤，发为此病，故选用补中益气汤治疗。大剂量使用黄芪是点睛之笔，《本草正义》云："黄芪具春令升发之性，味甘，气温，色黄，皆得中和之正，故能补益中土，温养脾胃。凡中气不振、脾土虚弱、清气下陷者最宜。"黄芪用量达200g，重补中气、升举下陷，即"欲起沉疴，重用其量"之理。

6. 强调方药煎服法的重要性　张发荣教授认为，中医的整体观不仅体现在识病、诊病上，如何充分发挥药物的合力，达到最佳的治疗效果，亦应是中医应该思考的问题。单就临床运用最广的汤剂而言，煎煮方法及服药时间、服药注意事项等均会对治疗效果产生直接的影响。《医学源流论》云："煮药之法，最宜深讲，药之效不效，全在乎此。""病之愈不愈，不但方必中病，方虽中病，而服之不得其法，则非特无功，而反有害。"所以张发荣教授在开完处方后，会不厌其烦地向患者仔细交代中药的煎服法。除了传统所述中药煎服法外，张氏所强调的服法具体说来主要有两点：一是在时间上，服汤药与吃饭应间隔1小时左右。一般的药物饭前服或饭后服均可，对胃肠有刺激的药物宜在饭后服，滋补药宜空腹服，治疟药宜在疟疾发作前2小时服；安神药宜在睡前服；治疗痛经药，宜在行经前3~5天服；治发烧感冒药，在晚上9时左右服；对于急性重病和小儿疾病，无时间限制，可随时少量频服；有呕吐反胃者不宜热服；凉服容易引起胃肠不良反应，晨起后空腹或表里有寒者不宜服用。二是具体到某一味药来说，在煎服时也有讲究。以川贝母为例，一般中药学和医师都主张研末冲或兑服，但因其味道，冲或兑服时多有不适，所以他在使用该味药时打破常规，加大剂量（10~15g）打碎随药一起煎服，既避免了冲服或兑服时所引起的不适，同时实践证明其化痰止咳功效更胜一筹。传统中医用来治疗疾病的剂型颇多，如丸剂、散剂、膏剂、酒剂、丹剂、冲剂、茶剂、露剂……临床中还常用膏方、冲剂等，皆需根据患者具体情况对煎服注意事项一一交代，这样才能获得更好的治疗效果。

7. 鹿角片代附子之妙用　附子首载于《神农本草经》，列为下品，辛、甘、大热，有毒，归心、肾、脾经，具有回阳救逆、补火助阳、散寒止痛之功，被誉为"回阳救逆第一品"。鹿角也始载于《神农本草经》，并被列为上品，味甘气温，入肝、肾经，具有温补肝肾、益精养血之功，适合肾阳不足、畏寒肢冷、阳痿早泄、腰酸腿软者服用，也可用于咯血、尿血、月经过多、体质虚寒，以及阴疽内陷等。在临床上，许多心、脾、肾阳虚的患者需温补阳气，大多医家补阳多用附子，然附子之类药物大多辛热而燥，易伤津耗气，对热证、阴虚证及孕妇应忌用或慎用，且附子有毒，对于寒热错杂之证，用之往往会产生一定副作用，不用又难以收到很好的疗效，为此医师每感棘手。现代药理研究表明鹿角具有抗炎镇痛、抗乳腺增生、保护胃黏膜、抗骨质疏松、补血活血、壮阳、促进软骨及成骨细胞增殖、抗老年痴呆症等作用，故张发荣教授主张用鹿角片加重用量代替附子，有时亦能收到异曲同工之妙。举一则医案加以论证，何某，女，38岁，主要症状为腰背双膝怕冷，冬天尤甚7年余，并发咽喉炎3年，时觉咽部灼热疼痛不适。用附子之类温补肾阳药，冬天腰背双膝怕冷症状减轻，但咽喉炎症状加重，且有胸闷气紧等药物不良反应，后以鹿角片30g易附子10g，连服十多剂后病情明显好转，咽喉亦觉舒适。中药有数千种，每种药物既有个性，也有共性，如何配伍，既能达到最佳的治疗效果，又能避免毒副作用，是中医应该去思考与实践的。但需注意，必须按照中医辨证论治的立法、处方、用药原则，熟悉被代用之药所具有的各种效能，才能运用自如。在临床上用药应灵活变通，具体问题具体分析，这也正是中医学理论和实践相结合的真正体现。

8. 吸收现代医学成果，重视中草药毒副反应　　中医药学博大精深，济世救民已有数千年悠久的历史。它在长期的人类社会发展中，为人们的健康事业做出了不可磨灭的贡献。其诊断治疗之法则，若善于运用，则获效如神。而现代医学借助高科技手段，具有时代性和先进性，它对于中药药理研究的丰硕成果越来越多。两种医学在理论和实践上大相径庭，然作为防病治病的重要手段，却有着殊途同归之妙。两种医学需要取长补短，相互学习，结合应用，才能共同为人类的健康事业做出更大的贡献。作为一位有几十年丰富临床经验的老专家，张发荣教授与其他中医药大家一样力倡中西医结合，注重吸收现代医学成果，不断进行知识更新。他主张在不违背中医辨证论治的前提下，善于吸收现代医学中的医药药理研究成果，并运用于临床，这样做不但有助于提高疗效，而且能促进中西医结合工作更好地开展；尤其应注意现代医学药理研究显示有毒副反应的中草药，他反复告诫学生，使用中药不能停留在对过去传统书中已载明的那些毒副反应中药了解的水平上，要向西医学习，要西为中用。如现代医学研究，含马兜铃酸类中草药有潜在的损害肾功能的毒副作用，就应该在中医临床用药上禁止使用或严格掌握药物用量，如关木通等。

四、外感新解——治疗外感热病思路探究

中医治疗外感热病历史悠久，内容丰富。历代中医文献中对此都有详细的描述。其中，最具代表性的是《素问·热论》《伤寒论》和《温热论》，被后世誉为中医治疗外感热病的三大丰碑。清代以前的历代医家基本上都遵循仲景伤寒六经辨证的法则来治疗外感热病。随着温病学派崛起，与伤寒并立，才结束了之前伤寒学说治疗外感热病占主导地位的局面。同时，寒温两派旷日持久的激烈争论也就此展开。伤寒是否包括温病？伤寒治法能治疗温病吗？对这样一个原则问题，温病学派的部分医家认为，伤寒不包括温病，温病与伤寒治法不相同。如叶天士说温病"辨营卫气血虽与伤寒同，若论治法则与伤寒大异也"。而伤寒派的医家则持论相反，认为伤寒乃广义伤寒，包括温病在内，伤寒治法，亦可用于治疗温病。如陆九芝认为："温热之病，本隶于伤寒之中，而温病之方，并不在伤寒之外。"他甚至认为能治阳明病之方即能治温病。客观地说，温病学说的诞生，在医学发展史上有重大的历史意义。寒温两派的论争，也确实大大地促进了中医外感热病学的发展。近几十年，随着现代医学的渗透，中医在治疗外感热病上更呈现出以温病治法取代伤寒治法的趋势。张发荣教授精研伤寒、温病，在长期的临床实践中，发现用温病法治疗外感热病，确有其长处，但并非尽善尽美，伤寒法治疗外感热病也有其特殊的优越性。他认为伤寒、温病两说，各有千秋。分之争论，有助学术发展；合之应用，更合临床实际。他通过对问题系统深入的研究，逐步形成了"寒温结合治疗外感热病"的学术思想，现简述如下。

（一）寒温结合，广有基础

张发荣教授认为，寒温两说的结合，是中医学发展的必然，寒温之所以能够结合，是因为两大学派的建立，有着广泛的共同基础。

首先，两者研究对象及总体思路相同。虽说两派各有侧重，但从总体来看，研究对象皆为人体，研究的重点疾病皆为外感热病，而大体的研究思路，一言以

蔽之，皆是在中医学理论的指导下，通过药物治疗，以使邪去正安的过程。

其次，具体到疾病发展的整个过程，两派在很多方面皆有共性。①就病因学来说，无论伤寒和温病，大多为外感六淫邪气。如《伤寒论》中的中风、伤寒、痉湿暍等病，温病学中的风温、暑温、湿温、秋燥等病，都是因为感受风、寒、暑、湿、燥、火六淫邪气所致。就狭义伤寒和温病来说，前者病因主要局限于六淫中的阴邪：如寒、风寒、寒湿；后者病因局限于六淫中的阳邪：如风热、暑热、湿热，但都属于外感六淫的范畴。②伤寒和温病在发病、转归上具有共性。发病上，伤寒的发病系邪从皮肤腠理而入，病在足经；而温病的发病系邪从口鼻而入，病在手经。但人是一个有机整体，人体皮肤腠理及口鼻孔窍等均为卫外之第一防线，外邪入侵，必首当其冲。太阳主皮肤，统领人之卫表；手太阴肺开窍于鼻，外合皮毛，主气属卫亦主表，它们之间关系密切；伤寒所谓邪从毛窍入侵太阳，可涉及肺脏；温病所谓邪从口鼻而侵袭手太阴肺，亦可及于卫分太阳。在病情转归上，无论伤寒和温病，都势必伤及人身脏腑的阴或阳。至于伤阴还是伤阳，涉及从化问题，当以人体阳气盛衰为依据。若阳气亢盛，则病从热化，热化证病性属热易伤阴，治宜寒凉救阴；若阳气衰微，则病从寒化，寒化证病性属寒易伤阳，治宜温热扶阳。伤寒和温病两说，都各自有其寒化或热化证治，只是伤寒比较详于寒化证治而温病相对侧重热化证治罢了。③在病理传变上，伤寒和温病具有共同规律，伤寒六经传变，从形式上有由三阳而及三阴之顺传和直中三阴之逆传；而温病的传变有由卫到气再入营血、由上焦而及下焦之顺传和邪自肺卫内陷心营之逆传等，但从根本上说，伤寒和温病之传变都体现了外感热病由表入里，由浅而深的共同发展规律。

再次，在辨证上，伤寒和温病辨证法既具有共性又各有特点。伤寒以仲景《伤寒论》中六经辨证为主，分太阳、阳明、少阳、太阴、少阴、厥阴六经，将外感疾病发展过程中的各种证候进行综合分析归纳，统领其病变部位、寒热趋向、邪正盛衰。温病则从叶天士《温热论》中提出的卫气营血辨证及吴鞠通倡导的三焦辨证为主，以卫分、气分、营分、血分及上焦、中焦、下焦来反映外感热病发生发展的病理层次和传变规律。伤寒六经证候的太阳病、温病卫气营血证候的卫分证和三焦辨证的上焦证均为外感热病的初期阶段，病位在表；伤寒六经证候的阳明病、温病卫气营血证候的气分证和三焦辨证的中焦病同为热化阶段，病位在里，其所涉及的脏腑也基本一致；伤寒有邪在少阳的半表半里证，而温病则有邪在募原三焦之证，两者颇多相似。至于伤寒的三阴病、温病卫气营血证候的营血分证和三焦辨证的下焦病则都是外感热病病情恶化、严重损害脏腑阴阳产生的病理变化。只是六经辨证对寒邪发病及寒邪伤阳的论述较详，但对外感热病之热入营血、邪陷心包、热盛动风及热病后期阴虚风动证等未有详论，而温病辨证弥补了六经辨证法之不足，在营血分病证及热病后期病证的辨证上有创新与发展。

最后，在治法方面。①对于外感热病初起的表证，伤寒长于辛温解表，常用桂枝汤、麻黄汤、葛根汤；温病长于辛凉解表，轻清宣透，宜用银翘散、桑菊饮等，并发展出了清透暑湿的新加香薷饮、宣化表湿的藿朴夏苓汤等。②治疗半表半里证，伤寒以小柴胡汤为主和解；温病用蒿芩清胆汤清泄少阳、用达原饮开达膜原、用温胆汤分消走泄。③治疗湿热类温病，伤寒主清热利湿，用茵陈蒿汤、麻黄连翘赤小豆汤之类；温病独僻芳香化浊、淡渗利湿，用藿朴夏苓汤、加减正气散、茯苓皮汤等。④治疗里热结滞，伤寒主以三承气汤治之；温病补充心热下移小肠的导赤承气汤、兼见邪陷心包的牛黄承气汤、肠燥便秘的增液承气汤，以及湿热结滞肠道的枳实导滞丸等。⑤治疗热盛动风或阴虚动风之证，伤寒认为系因阳明里热内盛、劫灼津液、筋脉失养，用大承气汤泻热存阴；而温病则认为是由热极生风所致，用羚角钩藤汤之类凉肝息风。⑥治疗阴虚之证，伤寒治以清热生津、滋阴降火、急下存阴；温病强调甘寒生津、咸寒养液。⑦治疗虚脱之证，伤寒创制了四逆汤、四逆加人参汤、四逆散、真武汤、附子汤、参附汤、回阳救急汤等回阳救逆；温病则补充了生脉散、加减复脉汤、一甲复脉汤、二甲复脉汤、三甲复脉汤等养阴固脱。⑧治疗热入营血证，伤寒统作为阳明实热论治；温病提出了清热凉营、透营转气、凉血散血等治法，创造了清营汤、清瘟败毒饮、犀角地黄汤等。伤寒、温病虽然在治法方药上存在诸多差异，但从治疗的本质上讲是一致的，处理的都是正邪关系，都是以祛邪而不伤正气为宗旨。

从上述分析来看，伤寒、温病在治疗外感热病方面并无实质的区别，只是一个问题的不同侧面而已。温病法既能治外感热病，伤寒法又何尝不可治疗。在伤寒学说建立近两千年以后，温病学说在继承伤寒的基础上有所发展，也是历史发展的必然，师其法而不泥其方，才真能得伤寒要旨。

　　为了验证伤寒法治疗温病的实际疗效,他主持进行了多项科研课题的研究。如"应用仲景学说指导治疗感染性高热研究""散寒解热口服液的制备及治疗外感发热症研究"等,对诸多观点进行了实证,并形成了一套完整的寒温结合治疗外感性疾病的方案体系。

(二) 寒温结合论治外感热病的方案

　　不论伤寒,还是温病,皆为外感热病,近代以前,由于人们接受的信息量有限,思想难免存在桎梏,形成了门派之分。现如今,古老的中医学早已走进了大学课堂,学生从小接受现代科学技术,有完备的知识体系,若此时再言门派,则非常不利于中医的进一步发展,加之现在很多西医医生开始学习中医,对他们而言,如何提高临床疗效才是学习的关键,所以,我们很有必要将两套知识体系进行整合,形成新的中医治疗外感热病的治疗方案。为改变寒温分论、分治的局面,使之有机地结合并统一发展,张发荣教授经过长期的临床经验总结和科研攻关,提出了寒温结合辨证论治外感热病的方案设想。

　　这套方案的理论基础主要包括:在理论上,包括寒温两说的基本内容;在辨证上,综合吸收六经辨证法、卫气营血辨证法和三焦辨证法的优点,结合脏腑辨证,并将八纲辨证的基本精神贯穿其中,以达到辨明病性、病位的目的;在病期划分上,结合现代医学有关急性感染性疾病的认识,将外感热病病变过程分为初期、中期、极期和末期4个阶段;在临床上,注重病期及证候之间的内在联系。现就分期论述的主要内容予以阐述。

　　1. 初期　此期为外感热病始发阶段,病邪对机体损害较轻,机体尚处于防御代偿状态。此期病变属表证,包括表寒证、表热证和上焦湿热证等。

　　(1) 表寒证:主要病机特点为邪犯太阳,卫气被郁,本证病程不一,快者数小时,慢者数天乃至更长。随着正邪斗争加剧,或经失治误治,热邪逐渐产生,疾病便由表寒证演化为热证。常见具体证型如下。

　　1) 表寒实证 (太阳伤寒证)

　　症状:恶寒发热、头痛项强、肢体疼痛、无汗而喘,或咳嗽、鼻塞流涕、舌苔薄白、脉浮紧。

　　治法:辛温解表。

方药：麻黄汤、荆防败毒散等加减。

2）表寒虚证（太阳中风证）

症状：发热恶风、汗出、头痛项强、鼻鸣、干呕，苔薄白、脉浮缓。

治法：解肌发表，调和营卫。

方药：桂枝汤加减。

3）凉燥犯肺证

症状：恶寒发热、头痛无汗、鼻塞、咽干唇燥、咳嗽痰稀，苔薄白而干、脉浮细。

治法：散寒解表，宣肺润燥。

方药：杏苏散加减。

（2）表热证：主要病机特点是邪袭肺卫，机体津液受到一定程度的损伤，热证表现突出。此证多由表寒证发展而来，病变较快速者，表寒证转纵即逝，可起病即呈此证表现。本证包括表热实证和表热虚证。

1）表热实证

①风温卫分证

症状：发热、微恶风寒、头痛、咽痛、咳嗽、微汗或无汗、口微渴，舌边尖红、苔薄黄、脉浮数。

治法：辛凉解表。

方药：银翘散加减。

②暑温卫分证

症状：发热、微恶风寒、头昏胀痛、身重脘闷，舌红、苔白腻、脉濡数。

治法：清暑除湿解表。

方药：新加香薷饮加减。

③温燥袭肺证

症状：发热、微恶风寒、头痛、咽干鼻燥、咳嗽少痰、口渴，舌干少苔、右脉数大。

治法：辛凉解表，宣肺润燥。

方药：桑杏汤或桑菊饮加减。

2）表热虚证

①表热阴虚证

症状：发热、微恶风寒、无汗或少汗、咳嗽痰少、口渴，舌质红而瘦薄、少苔、脉浮细数。

治法：辛凉解表，滋阴降火。

方药：加减葳蕤汤加减。

②表热血虚证

症状：发热、微恶风寒、无汗或少汗、咳嗽、口渴，时或咳、吐、衄、便血，舌质稍红而瘦薄、苔白、脉浮细数。

治法：辛凉解表，兼养其血。

方药：七味葱白汤加减。

（3）上焦湿热证：主要病机是湿热之邪侵犯上焦太阴肺卫，病变范围较广，涉及卫分和气分，病邪以湿邪为重。

症状：头痛，恶寒、身重疼痛、身热不扬、午后热势较盛、胸闷不饥、口不渴、面色淡黄，苔白腻、脉濡缓。

治法：宣通肺气，利湿清热。

方药：三仁汤加减。

2. 中期　此期病证多由早期病变发展而来，亦可起病即呈本期表现。本期的特点是外邪入里，表证消失，里热征象突出，有明显的脏腑病变和气血津液受损表现。此期病变较复杂，既可单脏病变，也可为多脏受累。但病变性质均属于里实证（实热证或湿热证）。由于半表半里证虽有表证的表现，但其病机特点是邪阻气机，证属气分，故亦将其划为中期病变。中期病变的常见类型如下。

（1）里实热证

1）邪热壅肺证

症状：身热烦渴、汗出喘咳、咳痰黄稠或臭黏，舌红苔黄，脉数或滑数。

治法：清肺化痰，降逆平喘。

方药：麻杏石甘汤加减。

2）阳明热炽证

症状：壮热、面赤、汗出、烦躁、渴欲冷饮，舌红、苔黄燥、脉洪大。

治法：辛寒清气，甘寒救阴。

方药：白虎汤加减。

3）热结肠道证

症状：身热、午后尤甚，大便秘结，或热结旁流、纯利热臭稀水，脘腹胀满硬痛，烦躁不安，甚或时有谵语、尿黄、舌红苔黄燥，或灰黑起芒刺、脉沉实而数。

治法：泄热通腑。

方药：三承气汤加减。

4）中焦湿热证：病机特点为湿热郁阻中焦脾胃和大肠，脾胃升降失司，大肠传化失常。本证分为湿重热轻证和热重湿轻证。

①湿重热轻证

症状：或见脘腹胀、大便不爽；或见脘闷便溏、身痛舌白；或见脘闷、舌黄；或见脘闷、舌白滑、右脉缓。

治法：芳香化湿，苦温燥湿，淡渗利湿。

方药：五个加减正气散。

②热重湿轻证

症状：身热口渴、烦闷呕恶、脘腹痞满，舌红苔黄腻、脉濡数或滑数。

治法：辛开苦降，清利湿热。

方药：连朴饮等加减；若湿热上蒙清窍，而时有神昏谵语者，可用菖蒲郁金汤。

5）大肠湿热证

症状：发热、腹痛泄泻、泻下急迫或泻而不爽、粪色黄褐而臭、肛门灼热，或腹痛里急后重、利下赤白、小便短黄、烦躁口渴，舌红苔黄腻、脉濡数或滑数。

治法：清肠利湿。

方药：葛根芩连汤、白头翁汤等加减。

6）肝胆湿热证

症状：发热、全身及面目色鲜黄、口苦胁痛、尿黄赤，舌红、苔黄腻、脉濡数或弦滑。

治法：清利湿热。

方药：茵陈蒿汤加减。

7）下焦湿热证（肾与膀胱湿热证）

症状：发热、小腹胀痛、腰痛，尿频、尿急、尿痛、尿短赤淋漓不尽，舌红、苔黄、脉滑数或浮数。

治法：清热通淋。

方药：八正散加减。

（2）半表半里寒热错杂证

1）邪踞少阳证

症状：寒热往来、胸胁苦满、心烦喜呕、不欲饮食、口苦、咽干、目眩，舌红苔微腻、脉弦。

治法：和解少阳。

方药：小柴胡汤加减。

2）湿阻膜原证

症状：寒热如疟、寒甚热微、身痛有汗、手足沉重、呕逆胀满，舌苔白厚腻浊、脉缓。

治法：宣透膜原，达邪外出。

方药：雷氏宣透膜原饮加减。

3）湿热留阻三焦证

症状：寒热起伏、胸闷脘痞、腹胀、小便黄少，舌苔黄腻、脉滑数。

治法：分消走泄，疏利气机，清热化痰。

方药：黄连温胆汤加减；若湿热盛，症见寒热如疟，心烦作呕，口苦口渴，舌红、苔黄腻、脉弦数者，可用蒿芩清胆汤。

3.极期　病变多由中期病证发展而来，某些来势迅猛之病起病即可陷入此期。此期病变严重，机体的脏腑、气血、津液等均严重受损。此期主要证候类型如下。

（1）营分证

1）热在营分

症状：发热夜甚、口不甚渴、心烦躁扰、时有谵语、斑疹隐隐，舌绛、少苔、脉细数。

治法：清营泄热。

方药：清营汤加减。

2）热入心包

症状：高热、神昏谵语，或昏聩不语、舌謇肢厥，舌绛、脉滑数。

治法：清营泄热，清心开窍。

方药：清营汤煎服，并加服安宫牛黄丸、紫雪丹、至宝丹之类；证情轻者，可用大承气汤。

3）热极生风

症状：高热，躁扰不宁，抽搐，甚或四肢拘急、项强、角弓反张，舌颤、舌质红绛、苔燥无津、脉弦数，并可伴有昏迷。

治法：凉肝息风。

方药：羚角钩藤汤加减，症情轻者，可用大承气汤。

4）湿热内陷心包

症状：身热、神昏、肢厥、苔腻，舌色深绛。

治法：清心开窍，芳化湿浊。

方药：清宫汤去莲子心、麦冬加金银花、赤小豆方，送服至宝丹或紫雪丹。

（2）血分证

症状：发热夜甚、烦躁不安，或神昏谵语、斑疹外发、出血（如吐血、咯血、衄血、便血、尿血等），或见抽搐，舌质绛紫、少苔或无苔、脉细数。

治法：清热凉血。

方药：犀角地黄汤加减。

4. 末期　此期为外感热病的最后阶段，病变特点是以正气亏虚为主。疾病进入此期，有两种发展趋向：一是邪气被除、正气渐复、疾病向愈；二是邪气仍存、继续危害机体、出现正虚，甚至亡阴亡阳的危重局面。此期主要证候如下。

（1）阳虚及亡阳证

1）脾胃阳虚证

症状：自利不渴，或腹满便溏、纳差、畏寒肢冷，舌淡苔白、脉沉细或迟缓。

治法：温中祛寒。

方药：理中汤加减。

2）脾肾阳虚证

症状：头昏、心悸、神倦、畏寒、大便溏泄、小便清长或不利、四肢浮肿，舌淡、脉沉弱。

治法：温阳利水。

方药：真武汤加减。

3）心肾阳虚证

症状：心悸、神疲欲寐、恶寒蜷卧、四肢逆冷，舌淡、苔白滑、脉沉微细。

治法：振奋心肾阳气。

方药：四逆汤加减。

4）心阳暴脱证

症状：四肢厥冷、大汗淋漓、息短气微、神志模糊，甚则昏迷，脉微欲绝。

治法：回阳救逆。

方药：参附汤加味。

（2）阴虚及亡阴证

1）肺阴虚证

症状：身热、干咳无痰、咽干口燥，舌红少苔而干、脉细数。

治法：养阴清肺。

方药：沙参麦冬汤加减。

2）胃阴虚证

症状：唇燥口干而渴，知饥不食，或干呕呃逆，大便干燥，舌光红少津、脉细数。

治法：滋养胃阴。

方药：益胃汤、五汁饮等加减。

3）津枯肠燥证

症状：唇焦咽干、舌燥口渴、小便短少、大便秘结，舌红少津、脉细数。

治法：滋阴润燥。

方药：增液汤等加减。

4）肾阴亏竭证

症状：身热面赤、颧红、手足心热、咽干舌燥、神倦欲寐、耳聋，舌绛少苔而干、脉细数。

治法：填补真阴。

方药：加减复脉汤。

5）阴虚风动证

症状：低热、口干舌燥、手足蠕动，甚或瘛疭、心悸、憺憺大动、耳聋，舌绛、无苔、脉细数。

治法：滋阴息风。

方药：三甲复脉汤、大定风珠等。

（3）阴阳俱虚或俱脱证

1）心阴阳两虚证

症状：虚羸少气、心动悸、脉结代。

治法：补养心阴心阳。

方药：炙甘草汤加减。

2）阴竭阳脱证

症状：神志昏聩、汗出黏冷、面色青灰、四肢厥逆、六脉细数无根或细微欲绝。

治法：回阳救阴固脱。

方药：生脉散合参附汤。

总而言之，张发荣教授提出的寒温结合治疗外感热病的辨证论治方案设想，具有如下特点：①临床涵盖面广，可套用的疾病种类多；②以症状表现为出发点，思路清晰，理法方药一线贯穿；③全面反映了伤寒和温病理论中关于外感热病的内容，将八纲辨证、六经辨证、卫气营血和三焦辨证结合于一体，达到辨病位和辨病性的统一，且使用的方剂皆为经典方剂，临床疗效有保障；④用动态的观点认识外感热病，将外感热病分为初期、中期、极期和末期，便于从整体上把握外感热病的发生发展过程，判断疾病预后转归，提高疾病防治效果；⑤思路明了清晰、操作简单易行，方便教学及临床使用。总之，此方案使寒温结合有了较为系统的、具体的论治方法，具有开创性的意义，值得我们进一步深入研究。

五、理论整合——治疗老年性疾病的思想

老年性疾病又称老年病，是指人在老年期所患的与衰老有关的疾病。老年病主要是由于人在变老过程中机能逐渐衰退所致，并且与老年人的病理性老化、机体免疫功能下降、长期劳损等有关。我国常见和多发的老年病有肿瘤、高血压病与冠心病、慢性支气管炎与肺炎、胆囊病、前列腺肥大、股骨骨折与糖尿病等。按照我国目前的年龄分期标准，45～59岁为老年前期，60～89岁为老年期，90岁以上为长寿期。2010年我国60岁以上老年人比例达13.26%，已经进入老龄化社会。随着老年人口的增加，老年病也日益受到重视。

老年人疾病繁多，往往会同时使用多种药物，药物的不良反应作用于机体会导致一些或功能性或器质性的病变，如活动受限、活动度降低、疼痛、深静脉血栓、失眠、压疮、便秘、营养不良、排尿困难、抑郁等，加之过多的检查和过度的治疗，易形成恶性循环。

张发荣教授在广泛阅读古典医籍和长期临床经验积累的基础上，认为老年病是多种病因导致的一种或多种临床表现，提出老年病的基本病机是"肾虚血瘀"，治疗老年病应以"补肾活血"为法则的学术观点。

（一）肾虚血瘀乃根本

1. 肾虚

精气是构成人体的基本物质，也是人体生长发育及各种功能活动的物质基础。肾藏"先天之精"，主生长发育和生殖，为脏腑阴阳之本、生命之源。明代李中梓在《医宗必读》中明确地提出了"肾为先天之本"的观点，得到后世医家的广泛认同。张发荣教授认为，老年病以"肾虚"为本的原因主要有两个方面。

（1）生理性：随着年龄的增大，年老体衰而致五脏渐虚，最根本的则是肾虚。《素问·六节藏象论》指出肾为"封藏之本"，肾藏先天之精和后天之精。《素问·上古天真论》更是指出，男女自幼年开始肾中精气逐年充盛，至壮年则达极盛，而到了老年则因肾气衰退呈现衰老的生理变化曲线。故中医学认为，肾中精气的强弱是人成长、衰老过程中的关键因素，肾中精气影响人体生、长、壮、

老、已的自然规律，老年人出现肾虚是生理的必然。

（2）病理性：后天因素如外感六淫、七情、饮食、劳倦、时行疫毒等可直接损伤肾，或由他脏累及于肾，导致肾精亏损。"五脏之伤，穷必及肾"，五脏久病不愈，失于调养，损耗精气，皆会导致肾虚。老年人大多存在慢性疾病，大多会造成肾精的虚损，只是程度轻重不同。

朱丹溪在《格致余论》中说："人生至六十七十以后，精血俱耗。"而近代著名中医学家岳美中认为："人之衰老，肾脏先枯，累及诸脏。"所以，无论从生理上，还是病理上，肾虚都是人体进入老年阶段的必然转归。

张发荣教授认为，老年病肾虚，其特点是阴阳两虚。临床上常见老年患者肾阴虚中夹有肾气虚或肾阳虚，肾阳虚中伴有肾阴虚的情况，单纯的肾阴虚或肾阳虚者则比较少见，这是由老年患者本身的阴阳水平偏低所致。低水平的平衡必然容易被打破，而一旦打破，往往会使阴阳状态降到一个更低的层次。由于正气精血已经亏损，经常出现阴虚不能养弱阳、阳虚不能长弱阴的局面，故而出现阴阳两虚的情况。

2.血瘀　血行不畅为血瘀，是指血液循行迟缓和不流畅的一种病理状态。正常生理状态下，血液循行于脉中，通达全身，发挥其滋养荣润的作用，如《血证论》曰："平人之血，畅行脉络，充达肌肤，流通无滞，是谓循经，谓循其经常之道也。"《诸病源候论》曰："血之在身，随气而行，常无停积。"血瘀证是多种因素造成的，如气滞阻遏脉络使血液停聚；气虚致血运无力而郁滞成瘀；阳虚致脉道失于温通而凝涩成瘀；阴虚致脉道失于柔润而僵化成瘀；血得寒则凝，外感寒邪或阴寒内盛致血脉挛缩，影响血行；外感火热邪气，或体内阳盛化火入血致血热互结，则会煎灼津液使血液黏稠；亦有热灼脉络，迫血妄行导致血不循经，溢于脉外而出血，以致血液壅滞者。而血瘀证形成的病理产物——瘀血又成为另外一种致病因素。瘀血的致病特点主要为：易于阻滞气机；影响血脉运行；影响新血生成；病位固定，病证繁多。故血瘀证是多种原因造成的与血液循环障碍有关的诸多疾病，而形成血瘀后又可引发多种更严重的病变。血瘀为病广泛，内而脏腑，外而肌肤，上至巅顶，旁及四肢，皆可因血瘀不行而为病。老年人脏腑功能衰退，脾肾亏虚，或致水液代谢减慢，水湿停聚而成痰，痰阻血运；或造成气虚血少，运血无力，都可导致血瘀内停。

3.肾虚与血瘀的关系　张发荣教授认为，在人的衰老过程中，肾虚为本，血瘀为标，本虚标实，互为因果。肾精亏虚可致阳气化生无源，无力温煦、激发、推动脏气；精不化血或阴血不充可致阴亏血少，脏腑、四肢百骸失其濡养，气机升降出入失常、血失流畅、脉道涩滞，乃至血瘀。如王清任认为元气是人生命的根源，人的生理活动完全依赖元气，"人行坐转动，全仗元气，若元气足则有力，元气衰则无力，元气绝则死矣"。他把许多疾病都归之于元气不足。元气者，肾气也，乃肾精所化，"元气既虚，必不能达于血管，血管无气，必停留而瘀"。故肾虚常常伴有血瘀，而血瘀又反过来影响气血运行、津液输布和五脏调和，即肾虚血瘀相互影响。肾虚血瘀证常见的临床表现有：健忘、失眠、头晕、耳鸣、视力减退、听力衰减、骨骼与关节疼痛、腰膝酸软、不耐疲劳、乏力、头发脱落或须发早白、牙齿松动易落、性欲减退、夜尿多或余沥难尽、脉沉细无力等肾虚表现，以及明显的瘀血表现如色素沉着、皮肤甲错，舌质瘀暗或瘀点、舌下脉络粗长迂曲，脉涩、结代等。

（二）肾虚血瘀病机论与老年常见病的相关性探讨

1.肾虚血瘀与老年心脑血管病　从现代医学研究看，老年疾病可表现为血液流变学异常、血流动力学改变、血栓形成和动脉管腔狭窄。随年龄增加，大动脉延长、迂曲、血管腔扩大、管壁增厚。老龄化相关血管变化影响全身性血流动力学，总外周血管阻力、收缩压和脉压增加，血压的增高进一步刺激血管壁肥厚、硬化，形成恶性循环。而且随着年龄增大，纤溶酶和超氧化物歧化酶含量及活力显著降低，血液中的血脂、血液黏稠度随之增高，血小板过多聚集，甘油三酯及胆固醇无法得到分解，从而附着在血管壁上造成血管狭窄，进而导致血流缓慢，血液瘀滞，出现瘀血病理改变。该过程导致的病变包括心肌梗死、心绞痛、心力衰竭、心肌病、急性脑梗死、血栓闭塞性脉管炎、深部静脉栓塞、脑供血不足引起的脑萎缩、老年血管性痴呆等。从中医的角度来看，肾内寄元阴元阳，阳气的推动是血液在血脉中运行的动力，肾精的充足是阴血得以源源不断的根基，人至老年，肾精亏耗，血液的化生及运行必然受到影响，现代医学的"肾性贫血"亦证实肾脏在造血过程中的重要作用。肾阳推动无力、肾阴不济阴血，必然会造成脉管内瘀血的形成，积滞日久，即成为老年性心血管病发生的罪魁祸首。所以说，肾虚血瘀是老年性心血管疾病的基础病机，在很多患者身上，亦为核心病机。

2. 肾虚血瘀与老年痴呆、脑动脉硬化症　痴呆又称"呆病"，是一种以记忆和认知功能进行性损害为特征的疾病。轻者可见近事遗忘、反应迟钝、寡语少言，但日常生活能部分自理；病重者常表现为远事遗忘、时空混淆、不识亲友、言语重复或错乱，或终日不语、神情淡漠或烦躁，日常生活完全需要他人帮助。痴呆的主要病机为髓海渐空，元神失养；或邪扰清窍，神机失用。张发荣教授认为，老年痴呆常以肾虚为本、血瘀为标。因为肾生髓，髓通于脑。年老肾亏，精髓渐空，脑海失充；肾阳虚衰，脾失温煦，运化失司，痰湿难化，阻滞血脉，血行不畅，渐积成瘀。脑络不通，清窍蒙闭，逐渐出现眩晕耳鸣、健忘、手足麻木，甚则神明不清，出现痴呆等症。

3. 肾虚血瘀与中风　中风是以猝然昏倒、不省人事、半身不遂、口眼㖞斜、语言不利为主症的病证。病轻者可无昏仆而仅见口眼㖞斜及半身不遂等症状。其病因在唐宋以前多以"内虚邪中"立论，唐宋以后，特别是金元时期则多以"内风"立论。明代张介宾创新性地提出了"中风非风"之说，认为中风乃"内伤积损"所致。中风的基本病机总属阴阳失调，气机逆乱。病理基础为肾精亏虚，肾水不足，水不涵木，肝失濡润，肝阳上亢，虚风内动等，可见肾精不化肾水，阴虚而致阳亢风动在该病的发病过程中扮演着重要角色。而中风常见致病因素有风、火、痰、瘀、虚，其中血瘀不仅是中风病发作的高危因素，亦是中风发病的直接原因。总之，肾阴虚肝风内动、肾阳虚致血瘀等发病病机常为中风发生的共性病机，值得引起重视。

4. 肾虚血瘀与糖尿病严重并发症　糖尿病作为困扰全球老年人的重大健康问题近年来逐渐引起广泛的关注。糖尿病之所以会对人体造成致命性的损伤，是由于它诸多严重的并发症，如糖尿病肾病、糖尿病足等。糖尿病肾病是由于糖尿病日久，糖毒损伤肾中血络，以致肾气受损、精微物质丢失。其形成一方面与长期的高血糖有关，另一方面与肾中阳气不断虚损、固涩精微之功不断下降有关。随着肾精的丢失，肾阴逐渐亏损，加之糖尿病虚火灼津，故肾阴阳两虚常是该病患者的常见体质特点。糖尿病肾病初始的病变部位即在肾中的血管，随着肾中浊毒的聚集、肾气推动的乏力，瘀血阻络的病机特点也就非常突出。

糖尿病发展到后期，另一个严重的并发症为糖尿病的足部溃疡。糖尿病足不同于其他溃疡，其伤口破溃速度慢且极难愈合，局部瘀黑，呈现一派阳虚寒凝阴疽的特点。老年人患此病者，常因糖尿病日久，肾中阳气不足，不能推动脉中血液，而足在下属阴，气血易于瘀滞，故其发生发展与肾虚血瘀亦关系密切。

总之，人到中年之后，以肾元为代表的正气逐渐虚衰。肺为气之主，肾为气之根，宗气与元气相互补充，一损俱损；气为血之帅，气虚则帅血功能降低，又成为瘀血产生的基础。所以，肾虚血瘀可较全面地概括老年人衰老及病变的病因病机和体质状态。肾虚血瘀是老年人心脑血管疾病的基本病理改变，肾虚导致血瘀，血瘀加重肾虚，肾虚为本，血瘀为标，促使了诸多疾病的发生发展。

（三）补肾活血为大法

张发荣教授认为，既然肾虚血瘀是老年病的基本病机，那么通过补肾活血，改善老年人肾虚血瘀状态，调整脏腑功能，进而疏达血脉、调和气血，对改善老年人体质，降低老年人心脑血管疾病的发病率、病死率及致残率，以及改善生活质量具有重要意义，这也符合中医治未病的思想。

补肾活血的具体用药，则需根据患者的不同情况而定。精神萎靡、疲倦喜卧者常需补益肾气，除肾气丸外，还需以参、芪等补益脾气；阴虚燥热、津亏血少者常需补肾阴，可用六味地黄丸、知柏地黄丸等；畏寒肢冷、下肢痿软者需补肾阳，以二仙汤加鹿茸等药；五脏皆亏、耳聋眼花者，需补肾精，常以首乌地黄汤之剂。

活血亦应根据老年病"虚"的特点采取不同的方法。对老年气虚血瘀或血瘀而兼气虚者，采用益气活血法；对老年阴虚脉涩之血瘀证或血瘀证久而兼阴虚血燥者，采用养阴活血法；对老年阳虚血瘀或寒凝血瘀者，则采用温阳活血之法。由于老年病之血瘀多为病延日久、体质虚弱之故，所以治瘀应慢病缓图，切忌峻攻破血之法。

六、瑰宝传承——对膏方的认识及临证体会

中医药治疗应用的剂型丰富多彩，包括汤液醪醴、丸、散、膏、丹、露、锭

等。这些剂型，各有其特色和应用范围，针对各种不同的病症，均可发挥良好
疗效。

膏方这种剂型，具有质地黏稠、凝而不固、滋润滑腻、便于吞服等特点，且
应用历史悠久，疗效确切，颇受临床医家和患者垂青。

经过多年的临证实践，张发荣教授对膏方的使用颇有心得，每每用之，效如
桴鼓，现将其对膏方的认识和体会介绍如下。

1. 主治范围　膏方适用于内、外、妇、儿临床各科，主要用于慢性虚损性疾
病，也包括正虚邪实、阴阳气血不和、体质衰弱、帮助病后康复等。膏方不适用
于急性病，因急性病变化迅速，方随病变，所以不宜制成膏方。

2. 组方原则　膏方的组方原则涉及问题众多，是一法独进、还是数法合施，
是攻补兼顾、还是单刀直入，是否用辅料、用何种辅料，这些问题，都须因病而
异，因医师个人经验而异，因患者的需求而异。正如佛家对佛门大法的认识，法
无定法，乃是最好的大法。中医因患者、因病情、因时令、因地域、因医师个人
用药经验不同，而开出不同的膏方，采用不同的制作工艺，恰恰是膏方专家辨证
论治的体现。

纵观历代中医大家的处方用药经验，亮点是百花齐放、万紫千红、各具特
色、奇葩纷呈。诸如张仲景、孙思邈、金元四大家、张景岳、徐灵胎、叶天士、
郑钦安、张锡纯，以及近代中医大家肖龙友、汪逢春、施今墨、孔伯华、蒲辅
周、朱良春等，他们所用处方的药味多少、剂量大小、药物四气五味，都各有特
色，风格迥异。但万变不离其宗，这些处方都是他们应用中医理论指导，从不同
的角度，结合自己的临床经验，遵循辨证论治纲领，谨守病机，充分发挥个人睿
智之后的佳作。正因组方巧妙、有的放矢、君臣佐使分明、针对性强，故而应手
起效。

纵观善用膏方的历代医家，组方风格可谓是叠彩纷呈。明代以前膏方的组方
比较简单，如《千金方》苏子膏、南宋《洪氏集验方》琼玉膏、《圣济总录》栝
楼根膏、明代《摄生总要》龟鹿二仙膏、龚廷贤《寿世保元》茯苓膏、张景岳的
两仪膏等。

清代膏方已在民间和宫廷中广泛使用，组成趋于复杂。如晚清张聿青之膏

方，药味组成常达二三十味，甚至更多，收膏时常选加阿胶、鹿角胶等滋补药做赋形剂，并强调辨证而施，对后世医家影响很大。

当前膏方在江苏、浙江、广东地区应用普遍，医家们积累了许多新经验，对膏方做出了新贡献。膏方的味数究竟多少为宜，的确难以一概而论，应根据病情需要和医师用药经验而定。

3. 膏方分类 膏方分清膏、稠膏、素膏、荤膏。

清膏：药物质地清淡，不加赋形剂，由文火浓缩而成。保存条件要求高，保存时间有限。

稠膏：药物质地重浊，常加赋形剂。

素膏：药物由植物药和矿物药组成，根据病情选用或用于素食患者。

荤膏：由动物药或动物植物药混合组成。

4. 膏方不等于滋补 长期以来，膏方医药的主流文化认为："三九补一冬，来年少病痛。""冬令进补，来春打虎。"这两句谚语，突出了两层意思，一是说膏方的主体是滋补剂，二是说膏方适用于冬季。这种传统的认识，反映了古代应用膏方的习俗，然而随着时代的进步，医药的变革，膏方的应用范围有所拓展。临床实践证明，膏方不必尽是补剂。根据病情需要，调和肝脾、调和肠胃、健脾化湿、清热除湿、清热解毒、凉血解毒、祛风解毒、活血通络、益气活血、补肾活血、温里回阳、健脾益气、健脾补肾、滋补肝肾、活血调经、补肺化痰等制剂，均可制成膏方。膏方配伍的灵活性，前贤早已积累了丰富经验，如龟苓膏方，从明末清初沿用至今，效果良好，众口称颂。该方的组成为：甘草、土茯苓、金银花、蒲公英、龟板、蜂蜜、水飞珍珠粉、人参、枸杞子、干地黄、防风、蜜银花、苦草、苦参、栀子等。此方功效多元，能滋阴润燥、降火除烦、清热利湿、凉血解毒，适用于虚火烦躁、口舌生疮、津亏便秘、热淋白浊、赤白带下、瘙痒痤疮、热毒疖疮等症。究其立法，乃是数法合用、攻补兼施、配伍灵活，故而疗效可靠。该方对于如何传承拓展膏方的灵活配伍与应用，有很多值得借鉴之处，后学者可从中可得到很多启示。

5. 应用不局限于冬季 关于膏方的使用时令，远不止于冬季，实际上四季皆宜，在当用方中，兼顾时令特点即可。如寒冬气温低，人体能量消耗多，应用具有温补作用的膏方进行滋补的传统，早已深入人心，如同冬至节吃羊肉一样，从民俗文化逐渐演变成了中医文化。但作为膏方家来说，具体应用则是另一番天地。也就是说，膏方应用绝不会局限于冬季，通过因时制宜，进行灵活配伍，可用于一年四季。针对春天多风邪，在当用方中酌加入祛风药，如荆芥、薄荷、金银花、菊花、桑叶之类；夏天多热疾，在当用方中酌加清热药，如黄连、黄芩、石膏、知母、麦冬之类；秋天多燥邪，在当用方中酌加温润气分药，如杏仁、紫苏叶、桔梗、沙参、玉竹之类；冬天多寒邪，在当用方中酌加温热药，如附子、干姜、肉桂、鹿角片之类。可见，只要医家处方用药注意与四时相应，膏方一年四季都可成为治病的常用良药。

6. 传统制膏与颗粒制膏讨论　随着时代的进步，膏方制作工艺发生了变革，在传统制膏工艺的基础上，增加了颗粒剂制膏的新方法，开创了膏方应用的新天地。传统膏方材质常包括饮片、原生药粉、胶类及糖类。

传统膏方制作是一个考究而复杂的加工过程，要经过备料、浸泡、煎煮、沉淀、榨汁、过滤、浓缩、收膏、封装等若干环节才能完成。首先选择药材，要求地道上乘，药材须浸泡 6 小时以上，煎三次，第一次煎一个半小时，第二次煎一小时，第三次煎半小时，将药渣榨汁，全部药液过滤沉淀去渣。加热浓缩至滴纸成珠状不浸润，或用竹片蘸之成片如挂旗状，再加胶类，以及无须煎煮的贵重的或不宜煎煮的药粉，再加热混匀封装。一剂膏方需费时一天或几天时间，人工成本惊人。

目前临床所用，是传统制膏与颗粒剂制膏两种工艺并存。颗粒剂制膏，经混匀加热溶解，酌加赋形剂，浓缩收膏，封装即成。制作一剂膏方，一般 3～4 个小时即可完成。制作方便迅速，携带服用方便。

膏方在收膏过程中，多数处方，常要加入适量的胶类，如阿胶、鹿胶、龟胶、鳖甲胶等，或加入蜂蜜之类，从而制成黏稠状的膏剂。但在选用收膏剂时，鉴于宗教信仰和习惯素食等因素，有的处方则不能用动物类胶剂收膏，或因现在有些患者畏罹糖尿病，有谈糖色变心理，则不能用糖类赋形剂，针对这些具体情况，可在处方中选加或重用熟地、黄精等质地重浊之品，作为制膏赋形剂。

7. 传统膏方与颗粒制膏应用体会　张发荣教授从医应用膏方五十多年，对于膏方的应用积累了一些经验体会。他第一次接触应用膏方，始于 1963 年，他的中学女同学，是一名中学教师，结婚多年不孕，遂请当时成都闻名全国的妇科大家卓雨农院长看病，卓老用膏方治疗，经治半年而孕，之后连生三胎。张发荣教授在之后长期的临床生涯中，也曾断续使用传统膏方治病。近年颗粒剂制膏兴起，他已将其广泛用于治疗老年病、虚损性疾病及正虚邪实性疾病，如内分泌系统的糖尿病、甲亢、甲减等。根据临床观察，颗粒剂膏方，也能够达到预期临床疗效，也是临床应用的好剂型之一。传统膏方与颗粒膏方经临床实践证明都是有效剂型，都有发展的空间。至于疗效优劣，还有待进一步观察总结。而且，两种制膏工艺他都做过一些考察调研，关于如何充分保留有效成分，保持良好的黏稠度和溶解度，以及赋形剂的掌握应用等问题，都有待于进一步完善提高。

七、医界儒者——张发荣教授之"仁医"思想

"仁"，是我国儒家思想的核心，我国古代对医德的评述，一言蔽之，便是"医乃仁术"。中医自产生之日起，便被贴上了"仁术"的标签，正所谓"医以活人为心"。从此，医疗活动的本质便同以盈利为目的的商业活动截然分开，医生的仁爱之心，成了在众行业中受人尊重的最重要原因。张发荣教授自从医以来，始终以"全心全意为患者服务，竭尽全力解除患者疾苦"为人生信条，身体力行，将"仁医"的思想在自己的医疗活动中完美展现。侍诊左右，便能感受到他的儒者之风，感受到"仁爱"与"广博"。

1. 医患交流中的"仁" 张发荣教授诊病先看人，他常强调我们看的是患病的人，而不单单是人患的病。人处在社会、家庭之中，心理的变化会对身体产生巨大的影响。患者前来就诊，通过观色摸脉，他常能说出患者的心结，这是因为他在长期的临床实践中，已能从患者的年龄穿着、面容表情等方面做出大致推断。在帮患者打开心扉后，他常与患者耐心交谈，并从家人朋友的角度开导、从专业的角度进行健康教育、从老者的角度进行经验传授，患者听后，心中释怀，虽未服药，病情已好了大半。通过将心比心的医患沟通，常能得到患者的充分信任，使他们能够充满信心地服药，主动遵照医嘱改善生活方式，在无形中也提高了临床疗效，使医者与患者得到双赢。

2. 处方用药中的"仁" 他在处方用药中常提到"矫味剂"的使用，这是被

很多医师所忽视的，但在他看来却非常重要。他常说，医生开了药，患者吃不下等于零，大多患者心情本来就不佳，若再施以极难下咽之药，其服药的心情自然不会好，这些皆关系到最终的治疗效果，关系到患者对医生的信任度。对于怕苦、惧怕服用中药的患者，在不影响治疗效果的前提下，他常在药物中加入大枣、龙眼肉、桑椹、甘草等药物。通过对汤药的矫味，患者能够接受中药，这既照顾了患者的情绪，又为疗效的发挥提供了保证。此外，对于经济条件不宽裕的患者，他在开药时会非常关注药物的价格，争取让患者花最少的钱，达到最好的疗效。

3. 日常生活中的"仁"　张发荣教授非常喜欢中国传统文化，诗词歌赋样样精通，也喜欢寄情山水，对待家人朋友宽厚仁和，不会因为生活琐事生气动怒。忙碌了大半生的他将更多的精力投入到中医药文化的整理与建设上，他常说中医技术固然重要，但长江后浪推前浪，学术经验不一定能对后世产生多大的影响，但中医药文化是中华文化的精髓，经过好好整理，定能对社会、对后世产生深远的影响。他还常常建议学生在学习技艺之余，不要忘记中医生长的土壤，作为中医人，要有"以宽仁为本"的大中医观念。

张发荣教授"仁者爱人"的思想贯穿于他的行医之路，体现在他的生活之中，其宽广的胸襟既为患者带来了福音，也有益于自身的身体健康，更影响着一大批弟子，影响着身边的人。

八、摄生养性

张发荣教授不仅医术精湛，更是中医养生思想的实践者及开拓者，他现已83岁高龄，仍坚持每周3个半天门诊，每次门诊就诊患者30人左右，而且耳聪目明、言语流利、思路清晰、精神矍铄、步履矫健，不仅能给患者制订科学的治疗方案，还能治愈顽疾，为中医学事业贡献着自己的力量。他之所以能有如此好的身体状态，与其日常生活中养生理念的贯彻是密不可分的，总结他的养生思想，不仅是对中医学的传承，更可让更多的人从中获益。

1. 以《黄帝内经》养生思想为纲　《黄帝内经》是我国现存最早的较为系统和完整的医学典籍，它构架了中医学防治疾病的基本原则与方法。《黄帝内经》受《周易》哲学思想及先秦诸子思想的影响，既蕴涵了"防患于未然"的预防观、天人合一的整体观，又融合了道家崇尚恬淡无为，重视"神""气"的主张，同时与人体的生理特点相结合，形成了较为完备的中医养生保健体系。《黄帝内经》开篇即高度概括了中医养生学的基本纲领："上古之人，其知道者，法于阴阳，和于术数，食饮有节，起居有常，不妄作劳，故能形与神俱，而尽终其天年，度百岁乃去。今时之人不然也，以酒为浆，以妄为常，醉以入房，以欲竭其精，以耗散其真，不知持满，不时御神，务快其心，逆于生乐，起居无常，故半百而衰也。"他平素喜读《黄帝内经》，并能不断地从中有所领悟，在其思想的指导下，逐渐形成了整套适合自己的养生方法。

2. 尤重情志养生　在张发荣教授看来，没有什么比保持良好心境、舍去过重的欲望更能颐养心性、益寿延年了。若不能很好地调养精神、顺调意志，而违反正常的生活规律、任性放纵、过分激动，皆会使气血不和、阴阳失调、脏腑经络功能紊乱，引起许多内伤疾病。《灵枢·本神》提出情志养生的原则为"智者之养生也，和喜怒而安居处"。平日除了适量的工作外，张氏还自学计算机、摄影等现代技术，并对计算机系统掌握熟练，运用自如。他认为"医文同道""医艺同道"，中医医师提高了自己的人文艺术修养，才能真正成为"大医"。此外，他在繁忙的诊疗工作之余，研习格律，赋诗填词，讴歌历代医家，抒发自己的中医情怀，且正在将中医经典、中药、医史等以诗词形式予以表达，使中医药文化能更广泛地传播，也便于后学者学习。同时，这些工作也为其带来了良好的心态。

3. 贯彻治未病思想　张发荣教授近几年一直从事附属医院治未病中心的相关工作，他本身对于中医治未病思想亦有很多独到的体会。"治未病"包含"未病先防、既病防变"等诸多内容，是"上工"的重要评判标准。如今很多医药企业打着"治未病"的口号骗取老年人的钱财，他在愤慨之余，也常感叹我们医务工作者对老年人的健康教育不够、社会对老年人的关爱不够。"治未病"是一个系统工程，药物保健只是其中一部分，他强调心理、饮食、运动、药物等综合保健的重要性。在工作之余，他常约三两好友谈谈琴棋书画，聊聊家长里短，努力创造和谐的交际氛围，虽然年老但不孤独。根据老年气血不足、脾肾渐亏的生理特点，结合自身情况，平时喜欢服用"破壁灵芝孢子粉"等药物，补益正气、平调阴阳。

总之，张发荣教授步入耄耋之年，仍有良好的身体状态，是多种因素综合作用而成的。

九、薪火相传

张发荣教授桃李满天下。在50多年的中医药工作中，讲授过《中医基础理论》《伤寒论》《温病学》《中医内科学》等多门课程，手把手指导青年教师书写教案、开展教学研究，用其深厚的专业学术知识、丰富的临床经验、良好的教学方法、高尚的教书育人风范和甘为人梯的献身精神，为中医药事业培养了一大批优秀人才。

他主持并参编的中医内科著作《实用中医内科学》，为公认的中医内科经典之作，几十年来一直是中医内科学教学、临床的重要参考书，影响了一代又一代中医人的成长，此外，还主编了《全国中医药行业职业教育规划教材·中医内科学》等教材，主编了《中医内科津梁》等学习及教学参考用书，为培养中医师资及人才做出了重要贡献。

张发荣教授是全国最早具有招收中医专业博士、硕士资格的导师之一。招收指导的47名博士、硕士研究生遍布五湖四海，其中不少学子已成英才，成为中医学术领域的专家、教授、学者、优秀的中医专业骨干及学术技术带头人。他现在仍为国家名老中医药专家学术经验继承工作指导老师，指导着学术继承人、全国优秀中医临床人才、四川省中医药管理局师承项目继承人及博士、硕士研究生。

在具体的课堂教学方法指导上，他特别强调以下四点：①在继承与发扬的问题上，要找好平衡点，不能厚此薄彼，既要看到传统技艺中的闪光点，又要识得其中的疏漏与糟粕；既要充分学习现代科学知识，又不能在一味追求先进与创新的过程中迷失自我。另外，用重继承、轻发扬、厚古薄今，甚至颂古非今的观点指导中医教学，也是不符合中医学发展的历史实际、不利于活跃学生思维的，并且会影响教学质量的提高。②在各门课程之间关系的问题上，特别强调应加强课程之间的融合，讲基础课要涉及临床，讲临床要涉及基础，推而广之，相互联系，融会贯通。只有这样，学生才会有兴趣，知识才更容易掌握。但同时，这也会造成知识点的重复教授，故在联系的同时，还应抓住该门课程的重点内容进行教授。③关于理论联系实际的问题，一是要注意教材编写，克服理论脱离实际，坚持教材源于临床，反对脱离实际的推理与臆测；二是要重视边教学、边实践，在教学见习和实习中学习知识；三是用典型患者于课堂示教，或放典型患者的录像，让学生有更直观的认识；四是结合书面的病案分析等，让学生理解老师的临床思路。④关于个人经验与各家学说的问题，他强调应重视讲稿的书写，应以教材为蓝本，贯彻少而精的原则，把基本概念、基本理论、重点、难点、易混淆需鉴别地方，以及一些比较肯定的新观点、新概念写进讲稿，并按讲稿写出讲授提纲。此外，他还重视教学方法的改革，推崇活泼的、有启发性质的教学方法，使学生能更深入地领会所学知识。

近些年，张发荣教授投身于师承教育之中，师承教育不同于课堂教学，所带的学生一般都有一定的医学基础，有些还是业内著名的青年骨干。针对这批学子，他更重视学科探索、经验传承等方面的教学。他一方面开设教学研究型门诊，约诊疑难患者，让学生参与讨论，理论联系实际，解决临床中的思维误区和辨治中的疑难问题，启迪学生们的创造性思维；另一方面，定期做学术专题讲座，口传心授，毫无保留地传授自己的学术经验。他的带教方式，学生们反映有理论、有实践，可师可法，易学好用，受到了广泛赞誉。

"桃李不言，下自成蹊"，他的辛勤付出现已结出了丰硕的成果。现虽已83岁高龄，仍在为中医药事业贡献着力量，慕名前来跟诊学习的青年学子皆为他的医技所折服，更被他这份执着与热爱所感染。正是有一批像他这样的大师的默默付出，中医学才得以薪火相传，中医事业才得以枝繁叶茂，永葆生机。

学术传承

川 派 中 医 药 名 家 系 列 丛 书

张 发 荣

谢春光

谢春光，医学博士，博士生导师，博士后合作导师，享受国务院政府特殊津贴专家，国家中医药管理局中医内分泌重点学科带头人，国家卫生健康委员会及国家中医药管理局中医内分泌重点专科带头人，四川省名中医，四川省学术技术带头人，四川省重点学科中医内科学学术带头人，四川省中医药学术技术带头人，中央与地方财政共建实验室负责人。首批获四川省杰出青年基金。现为成都中医药大学内科二级教授，成都中医药大学附属医院院长，国家中医临床研究（糖尿病）基地主任，兼任中华中医药学会理事、四川省中医药学会副会长，成都中医药学会副会长，中华中医药学会糖尿病分会副主任委员，世界中医药联合会糖尿病专业委员会副会长，中华中医药学会博士研究会常务理事，中华中医药学会科技进步奖评审委员会委员，国家科学技术奖奖励专家库中医药评审专家，国家药监局新药评审委员会委员，四川省中医药学会糖尿病专业委员会主任委员，成都市中医药学会内科专业委员会主任委员，四川省人民政府科技进步奖评审专家；四川省中医药科技基金委员会评委。主要从事中医药防治内分泌代谢疾病的临床与实验研究，主持国家级及部省级课题 30 余项，获部省级科技进步奖 10 余项次，获新药证书 2 项。2011 年、2012 年获部省级科技进步二等奖 2 项，2013 年获四川省科技进步特等奖及中国中西医结合学会科技进步一等奖各 1 项。曾 20 余次出席国内、国外学术交流会，担任大会主席并做大会发言，多次赴国外讲学，所从事的研究居国内同行领先水平。曾任学校中医内科教研室主任，主编和参编全国本科、七年制和研究生规划教材《中医内科学》8 部，担任《中医内科学》教学工作 6000 余学时；已培养硕士生研究生 90 余名，博士生 20 余名。发表学术论文 150 余篇，编著学术著作 20 余部。

岳仁宋

岳仁宋，四川南江人，医学博士，成都中医药大学附属医院内分泌科主任中医师，教授，博士生导师，国家二级心理咨询师。全国优秀中医临床人才，四川省名中医，四川省第五批名老中医学术经验继承指导老师，四川省有突出贡献的优秀专家，四川省中医学术技术带头人，成都中医药大学附属医院门诊部主任。国家中医药管理局重点学科甲状腺与骨代谢疾病方向负责人，四川省学术技术带头人后备人选，四川省干部保健专家。师从张发荣教授、仝小林教授、张之文教授、吴康衡教授等，目前兼任世界中医药学会联合会内分泌分会副会长，中华中医药学会糖尿病分会常务委员，中国中西医结合学会内分泌分会委员，中华中医药学会继续教育分会常委，国家自然科学基金审评专家，教育部学位审评专家，执业医师国家首席考官，四川省糖尿病防治协会副会长兼秘书长，四川省中西医结合学会内分泌专业委员会主任委员，四川省糖尿病防治协会健康教育专业委员会主任委员，四川省中医学会糖尿病专业委员会副主任委员，四川省中西医结合老年病专业委员会委员，四川省预防医学会慢性病分会委员，四川省科技厅项目评审专家，国家医疗保障药品评审专家。《中国组织工程与临床康复》杂志执行编委，《中华实用中西医杂志》常务编委，《中华中西医杂志》《中华新医学》特约编委，四川电视台特约健康教育专家。主编、副主编学术著作 10 余部，发表论文 100 余篇，获省市科技进步奖多项。

张效科

张效科，医学博士，教授，主任中医师。成都中医药大学博士研究生导师，国家第三批全国优秀中医临床人才，陕西中医学院中西医临床医学系副主任，兼任陕西省中医药科技开发学会心血管分会副会长、陕西省中医药学会糖尿病分会副主任委员，中华中医药学会糖尿病分会委员，先后主持国家自然科学基金及陕西省科技厅、教育厅、中医管理科研课题以及咸阳市科技局课题 9 项，获陕西省高校科技三等奖 1 项，咸阳市第四、第五届优秀学术论文二等奖 2 项。

黄青松

黄青松，医学博士，主任中医师，四川省拔尖中医师，硕士生导师，成都中医药大学附属医院呼吸科主任，全国优秀中医临床人才，中华中医药学会肺病分会委员。从医近 30 年，临床工作中坚持"能中不西，先中后西，中西医结合"的原则治疗内科各种疾病。在国内医学核心期刊发表学术论文多篇，组织或参与科研课题多项。

孙鸿辉

孙鸿辉，成都中医药大学医学博士，师从张发荣教授，从事中医内科学教学、神经病学专业临床医疗工作。为四川省中医药学会老年病专业委员会、心脑疾病专业委员会委员，四川省医学会物理康复专业委员会委员。擅长头痛、眩晕、周围神经病变、中风、面神经炎、多发性硬化、帕金森病、睡眠障碍等病症的中西医治疗。先后参与了包括国家自然科学基金在内的多项国家、省、厅级重点科研课题，主编学术著作4部。

李朝敏

李朝敏，女，1988年7月毕业于成都中医药大学医学系，获学士学位，主任医师，硕士研究生导师，四川省拔尖中医师，四川省中医药管理局学术和技术带头人，四川省老中医药专家学术经验继承工作指导老师，中国中医药研究促进会常务委员，世界中医药学会联合会内分泌专业委员会委员，四川省糖尿病防治协会理事，四川省中医药学会络病专业委员会委员。长期从事临床、教学、科研工作，经验丰富，擅长治疗内分泌及代谢性疾病。曾获医院优质服务标兵，作为主研参加多项国家级、省级科研项目，获省市科技进步奖及中华中医药学会科技奖，参加多项新药的临床研究，共发表论文20余篇。

杨东东

杨东东，女，成都中医药大学附属医院神经内科主任，主任医师，博士研究生导师。四川省卫生厅中青年突出贡献专家；国家中医药管理局第三批中医优秀培养人才；四川省拔尖中医师，国家中医药管理局神志病重点学科带头人，中国中药协会药物临床评价专业委员会脑病组副组长，四川省医学会神经病学专业委员会常委，四川省医学会神经内科专业委员会痴呆与认知障碍专业组副组长，四川省中医药学会心脑血管病专业副主任委员，《中国痴呆指南》咨询专家。参与、承担的科研项目包括"十二五"科技支撑项目及国家自然科学基金、省厅级、省部级等项目共20余项，获成都市科技进步奖3等奖。发表论文50余篇，其中SCI文章3篇，主编、副主编丛书6部，副主编教材1部。

王 飞

王飞，2006年成都中医药大学临床中药学博士毕业，后在北京师范大学资源药物与中药资源研究所师从著名中医药学家、中国中医药科学院名誉院长王永炎院士，从事呼吸病与老年病博士后研究工作。国家二级教授、主任医师、博士生导师、博士后合作导师，国家中医药管理局重点学科中医老年医学学科带头人，享受国务院政府特殊津贴专家，四川省学术和技术带头人，四川省有突出贡献的优秀专家，中华中医药学会老年病分会副主任委员，中国民族医药学会肺病分会副会长，四川省中医老年病专业委员会主任委员，四川省中医内科专业委员会副主任委员；中华中医药学会内科分会常委、肺病分会常委，四川省、成都市中医药学会理事。历任成都中医药大学附属医院内科系 / 大内科副主任、中医内科教研室主任、基础医学院副院长，现为成都中医药大学教务处处长。2008 年赴台湾长庚大学医学院担任客座教授并从事八年制中医专业本科教学和临床医疗工作；2011 年赴泰国卫生部担任中医内科高级学习班的理论和临床教学工作。主要擅长呼吸病、心脑疾病、老年病及疑难杂症的诊治并对其临床与基础理论有深入的研究。获省（部）级科技进步成果二等奖 3 项、三等奖 5 项，厅局（市）级科技进步成果三等奖 3 项。在全国性刊物及省级学术刊物上发表学术论文 60 余篇，获国家发明专利 3 项。系人民卫生出版社医药卫生行业规划教材《中医内科学》副主编、中国中医药出版社中医药行业规划教材《中西医结合内科学》副主编等。目前，承担国家自然科学基金"补阳还五汤对肺纤维化中诱导免疫炎症 / 修复损伤的高迁移率组蛋白（HMGB1）调控机制研究"、教育部博士点基金 – 博导类"益气活血法逆转肺纤维化的 TGF β /Smad/ERK 信号机制研究"、省科技厅"基于气道重塑探讨补肺汤治疗 COPD 抗炎免疫的机制研究"等课题。创新性地提出和应用益气解毒法治疗呼吸系统和老年疑难病症，其研究的新药感毒清颗粒已经获得临床批件。

高永翔

高永翔，中医内科学博士，教授、博士生导师，成都中医药大学基础医学院院长。从事中医药与免疫学的医、教、研工作 29 年，在中药免疫药理毒理、风湿免疫疾病防治方面有较深入的研究。先后被评为成都市"一专多能"优秀教师、四川省卫生和计划生育委员会学术技术带头人、四川省中医药学术技术带头人、四川省有突出贡献的优秀专家。先后承担 973、863、国家自然科学基金等国家级、部省级课题 15 项；在 SCI、核心期刊发表论文 100 余篇，主编、副主编学术著作、教材 10 余部；培养硕、博士研究生 60 余名，培养博士后 5 名；现任国家新药评审专家及四川省新药评审委员，国家中医药管理局及四川省重点学科（中西医结合基础）的学科带头人，四川省高校科技创新团队（中医藏象生物学基础）负责人，（中地共建）成都中医药大学中西医基础实验中心主任、四川省高校重点实验室（中医藏象生物学基础研究实验室）主任。先后赴美国、日本、德国、意大利、葡萄牙、韩国、泰国、越南等国家及中国香港地区进行学术交流。

胡 波

胡波，成都中医药大学医学博士，百安中医创办人。出生于中医世家，乃胡氏儿科第五代传人。长期跟随张发荣教授学习，继承和发扬张发荣的学术思想和临床经验，为张发荣学术经验继承人。对糖尿病、甲状腺病、肾病、老年病等有较深入的研究，发表学术论文多篇。副主编《胡伯安》（川派中医药名家系列丛书）、《中华医药史话——诗情画意墨韵》等，参与省市级科研课题多项。

陈 秋

陈秋，医学博士，主任医师，教授，博士生导师。曾在美国布朗大学医学院 Hallett 糖尿病与内分泌中心从事博士后研究工作，现任成都中医药大学附属医院内分泌科主任。为教育部新世纪优秀人才，四川省学术技术带头人，四川省拔尖中医师，国家卫生健康委员会及国家中医临床重点专科（内分泌科）负责人与带头人，国家中医临床研究糖尿病基地重点病种负责人，四川省医学重点学科带头人，四川省卫生计生行业领军人才，全国名老中医药专家传承工作室负责人，第五批全国名老中医药专家学术经验继承人。兼任中国医师协会中西医结合内分泌代谢病专业委员会副主任委员、世界中医药联合会糖尿病专业委员会常务理事、中国老年学学会骨质疏松委员会常务委员、中国中医药研究促进会糖尿病专业委员会常务委员、四川省中西医结合学会内分泌专业委员会候任主任委员、四川省中医药学会糖尿病专业委员会副主任委员、四川省医学会骨质疏松专业委员会常务委员、四川省预防医学会慢病管理分会常务委员等学术职务。

杨启悦

杨启悦，成都中医药大学中医内科学硕士研究生，2014 年入成都中医药大学附属医院内分泌科工作，现为中华中医药学会分会委员，第五批四川省老中医药专家学术经验继承人。参与省级课题 1 项，在国家核心期刊发表论文 3 篇。擅长消渴病、瘿病、痤疮、更年期综合征、月经病、肥胖等代谢相关性疾病的诊疗。2008 年起，师从张发荣教授，对糖尿病、脑血管病、温热病、肾病及疑难杂症的治疗等进行了深入的学习。

论著提要

川派中医药名家系列丛书

张发荣

一、学术著作

1.《中西医结合糖尿病治疗学》（中国中医药出版社，1998）

糖尿病及其并发症给人类带来了极大的危害，如何有效防止糖尿病，减轻、延缓病情，达到良好的治疗效果，是中外医家共同的奋斗目标。涓涓细流，可以汇成江海，该书本着继承历史成就、汲取近代研究进展、融汇个人心得体会的原则，旨在对糖尿病的研究与发展尽一份绵薄之力。基于我国是中西医两种医学体系并存的医疗模式，书中除了论述了应用中医药防治糖尿病及其并发症的学术和临床经验外，还吸收了部分必备的西医防治知识，两者相互补充、相互为用，以期提高本病的综合防治水平。本书遵循既实事求是，且利于学术交流的原则，对临床有独到体会的一些病种，在辨证论治栏目中特别增加临床体会一项。

2.《中西医临床脑髓病学》（四川科技出版社，2000）

中医对脑髓疾病的认识历史悠久、内容丰富，惜其在古代尚未有专科、专病的论述，其学术理论和防治经验大量地渗透在医论、医案之中。随着医学科学的进步及现代临床所需，有关中医学对脑髓病的理论和经验再次引起了众多医家的重视，挖掘精华、开拓创新，硕果层出不穷，逐渐形成了一些专病专科的论述，这些成果对中医脑髓学说的形成做出了重大的贡献。承前启后是人类社会发展的永恒规律。本书编者在脑髓病方面经过长期的研究及医疗实践，积累了一些心得体会，本着发扬古义、融会新知、开拓进取的精神，采用中西医结合，理论与实践并重，参以己见的编写原则，分为上、中、下三篇，上篇阐述脑髓病学的意义、发展源流、病因病理、辨证论治原则；中篇介绍与脑髓病密切相关的常见中风、痿证等15个病证的辨证论治；下篇系统地介绍了80余种精神神经疾病的病因、病理、临床表现、实验检查、治疗及护理等内容。

3.《中医精华丛书——中医学基础》（四川科学技术出版社，2007）

该书为张发荣教授主编的综合性中医基础读本，分七个章节进行编写，分别为：第一章绪论；第二章阴阳；第三章整体观念；第四章病因与预防；第五章诊法与辨治纲要；第六章脏腑证治；第七章治疗法则。全书涵盖了中医学的哲学观念、基本法则、对疾病的认识，以及具体的治疗法则，且文字通俗易懂、详略得当，不仅可作为学习、研究的专业人员的参考书，更可作为中医爱好者的学习素材。

二、代表性论文

1. 关于伤寒和温病学派治疗温病的探讨与展望 ［成都中医学院学报，1980（4）：24-27］

本文通过分析伤寒学派与温病学派分别如何治疗温病，进而展望寒温结合的前景，为创造新的外感热病学说指出了方向。以伤寒理论治疗温病，其基本法则主要包含以下几点：①太阳病，症见发热重、恶寒轻、发热口渴、脉浮等，里热轻者用葛根汤、大青龙汤、小青龙加石膏汤；里热偏重者，用麻杏石甘汤、葛根芩连汤。②少阳病，症见往来寒热、口苦咽干、目眩、心烦喜呕、脉弦等，用小柴胡汤；兼阳明里结者，用大柴胡汤。③阳明病，阳明实热内盛，症见大热、大渴、大汗出、脉洪大者，用白虎汤；兼伤气伤津者用白虎加人参汤；胸中郁热者用栀子豉汤；热结肠中，症见便闭不通，或腹满胀痛，或神昏谵语，或抽风惊厥者，酌用三承气汤；阳明发黄，用茵陈蒿汤或栀子柏皮汤，温病在三阳的证治大体如此。温病转入少阴，由于患者体质有别，故有寒化和热化的转归。从寒化者，则按三阴虚寒证论治，与一般狭义伤寒治法无异；从热化者，在少阴则成阴虚于下，热盛于上的黄连阿胶汤证；在厥阴则成热伏于内，四肢逆冷的四逆散证，或成白头翁汤所治的热痢证。此外，对于温病后期，阴津已虚，余热未净，可用竹叶石膏汤调治。

温病治疗可谓源于张仲景，成熟于叶天士，系统于吴鞠通，补充发展于王孟英、何廉臣等温病学家。关于温病的治疗，叶氏在卫气营血各个阶段都有其独到的见解，提出了独特的新治法，如温病初起表证夹风、夹湿，治宜分解之法，符合临床实际。后来吴鞠通制银翘散、桑菊饮辛凉解表方剂及加减方法，其理论根据即深受叶氏这一论述的影响。但吴氏并不就此止步，他针对叶氏立论较简、内容又多散见于医案之中、后人多忽之而不深究等问题，历取前贤精妙，考诸《内经》，参以心得，写成《温病条辨》一书。全书立论明确、条理清晰、理法方药紧密结合，符合临床实际，是一本较好的温病专著。自叶、吴之后，温病学说发展很快，温病学家层出不穷，他们结合自己的临床实践，各自从不同的侧面，补充、发展和完善温病理论和治法。

本文提出，创造新的外感热病治疗学，在理论上，应以《黄帝内经》和《难经》所述的广义伤寒为指导，即包括现在伤寒和温病学中关于外感热病的全部内容；在辨证上，应把六经、卫气营血和三焦辨证合为一体。总的辨证精神为：落实脏腑，分辨气血。由于八纲辨证是各种辨证方法的基础，在辨明脏腑气血的同时，应结合寒、热、虚、实辨证，方可达到辨病位和辨病性的目的。

2. 中医教学问题刍议 ［成都中医学院学报，1981（3）：69］

中医学教育始于隋代，发展于唐宋，但作为正规的高等教育来讲，则是在中华人民共和国成立之后。因此，中医学教育的历史既是悠久的，而与近代其他专业的高等教育相比较，却又是比较年轻的。本文主要论述了以下几点：①在继承与发扬的问题上，用重继承、轻发扬、厚古薄今，甚至用颂古非今的观点指导中医教学，是不符合中医学发展的历史实际、不利于活跃学生思维的，并且会影响教学质量的提高。②在各门课程之间的关系问题上，强调讲基础课要涉及临床，讲临床课要涉及基础，推而广之，相互联系，融会贯通。但同时，这就构成了相互重复的可能性。故在联系的同时，还应抓住各门课程的重点内容进行教授。③关于理论联系实际的问题，一是要注意教材编写需克服理论脱离实际；二是要重视边教学、边实践，组织好教学、见习和实习；三是用典型患者于课堂示教，或放典型患者的录像，增强直观教学；四是结合书面的病案分析等。④关于个人经验与各家学说的问题，一是应重视讲稿的书写，应以教材为蓝本，贯彻少而精的原则，把基本概念、基本理论、重点、难点、易混淆需鉴别的地方，以及一些比较肯定的新观点、新概念写入讲稿，并按讲稿写出讲授提纲。二是应重视教学方法，应用活泼的、有启发性质的教学方法，使学生能更深入地领会所学知识。

3. 怪病多痰 ［成都中医学院学报，1982（3）：81］

医家临床中有一句谚语："怪病多痰。"《济世全书》云："凡奇怪之证，人所不识者，皆当作痰证而治之也。"本文从三则前人医案入手，谈了张发荣教授对此观点的认识，启示我们在临证时，若按一般常法治之无功，甚或病情更复杂者，均宜从"怪病多痰"去辨证论治，会收到意想不到的治疗效果。

4.咳嗽名义考释 ［成都中医学院学报，1985（1）：6］

咳嗽是中医内科常见病证之一，对于病名含义的解释，现在一般中医内科学书籍均谓"咳嗽是肺系疾病的主要证候之一"，但张发荣教授认为这个概念的内涵不够确切，给教学和科研工作带来一定的困难。本文通过论述《黄帝内经》、刘河间《保命集》及赵养奎《医贯·咳嗽论》的三种观点，总结出自己对此概念的认知：①病位在肺系；②病机是气机上逆；③有謦咳之声；④与哮证、喘证的含义有所区别。进而引申出咳嗽的概念：咳嗽是肺系疾病之一，为肺气上逆、冲激气道所发出的謦咳之声，或伴有吐痰为主要临床表现的一种病证。

5.亡阴亡阳证治探讨 ［四川中医，1985（1）：1-2］

亡阴、亡阳之名首见于张仲景《伤寒杂病论》，后世历代医家有许多补充发展。亡阴亡阳病情严重复杂，如不及时抢救，或救治失当，常可危及生命。故须对其证加以发掘整理，作进一步探讨。在亡阴的证治方面，宜分为阴亡于上、阴亡于外、阴亡于下及阴竭于内进行探讨；在亡阳的论治方面，宜分为阳亡于上、阳亡于外及阳亡于下进行探讨；在阴阳并亡的情况下，治疗宜敛阴滋液，回阳固脱。此外，本文还指出，虽然目前中医在急症处理方面取得了很大的进步，但古代医籍中的理论有待进一步挖掘与整理。

6.试论中医病名在辨证论治中的纲领作用 ［四川中医，1986（8）：2-3］

中医病名历史悠久，早在殷商甲骨文、《周礼》《礼记》中就有记载。《伤寒杂病论》以病名为纲，以本证、变证、兼证为目，全面地对各种疾病进行辨证论治。这种方法一直沿用至今。本文指出，中医病名应具备以下特点：①有独特的临床表现，与相关疾病有区别；②有一定的病因病理，在发展过程中，有规律可循，有预后可测；③有基本的治法方药。中医病名繁多，如何进行归纳，至今尚无一致意见。本文认为，可根据疾病的独立完整性命名，如感冒；可根据病源命名，如虫证；可根据病理产物命名，如痰饮；可根据综合性的病机命名，如：郁证、虚劳；可根据鲜明的体征命名，如黄疸、斑疹等；可根据突出的症状命名，如咳嗽、泄泻。但毋庸讳言，中医病名由于受历史条件的局限性，在反映疾病本质方面可能有不够完善的地方。临床中很多实际问题，单靠古代的中医病名诊断，是难以满足临床需要的。

7. 水肿治法拾零 ［四川中医，1986（10）：36］

水肿治法颇多，利尿消肿、健脾益气、温阳化水、燥湿理气、活血化瘀等治法，为临床所习用，无须赘述。本文仅就发汗消肿、育阴利水、泻下逐水、清热解毒等治法，略抒管见。汗法，是以麻黄、苏叶、浮萍、荆芥、防风等发汗药为主治疗的一种治法，可用于风水初起或慢性肾炎的某些阶段。对于滋阴法，很多同道则有疑问，水肿患者本身就是水液潴留，滋阴药有停留湿邪的弊端，那么治疗水肿是否忌用滋阴法呢？事实上，临床上阴虚水肿患者屡见不鲜，自20世纪70年代以来，由于激素类药物的广泛运用，肝肾阴虚型水肿明显增加，用滋阴利水法治疗，常收效良好，可选用猪苓汤、六味地黄丸治疗。清热解毒法，何以能治疗水肿？这是因为有的水肿，乃疮毒内攻、津液气化失常所致。故针对此种水肿选用金银花、连翘、黄芩、黄连、蒲公英、紫花地丁、野菊花、板蓝根、射干、马勃、半枝莲、白花蛇舌草、竹节草、见肿消等清热解毒药，疗效良好。泻下逐水法，常用药为大戟、芫花、甘遂、商陆、牵牛子、大黄等。本法作用峻猛，用之得当，确能逐水祛邪，转危为安。泻下逐水法在具体使用时，要注意两点：一是严格掌握适应证，用于严重水肿，诸法治疗无效，二便不通，可酌选本法；二是不可用之过头，注意攻补兼施，一旦邪去其半，即可停药，转用调补之剂。此外，本文还对千金鲤鱼汤、虫胡豆炖黄牛肉方等食疗处方进行了介绍。

8. 中风辨治须察瞳神 ［中医杂志，1992，28（2）：19］

目乃五脏六腑、阴阳气血之精气汇聚而成，为人体神气出入的门户。中风之中脏腑患者，其瞳神的变化较为明显，其中主要包括瞳神的形态、大小和神态、光泽的变化，二者皆是了解目前患者身体状态、预判疾病预后的重要表现。为何观察瞳神对于该病的治疗如此重要？其一，目为脏腑之精华，而瞳神又为目之核心；其二，中脏腑系危急重症，凡闭脱患者，鲜有无瞳神变化者。目为肝窍，肾主瞳神。瞳仁缩小，多为肝风内动；瞳仁散大，多为真元外脱。因此，中风病望瞳神具有重要的诊断及鉴别诊断价值。

9. 糖尿病临床处方用药规律探讨 ［第四届全国糖尿病（消渴病）学术会议论文集，1997］

糖尿病的危害性大，古今许多医家在长期的医疗实践中，为攻克本病倾注了大量心血，积累了丰富的经验，取得了丰硕的成果。学海无涯，如何加强处方用药的针对性与灵活性，提高辨证论治水平，是当代医家探索研究的核心问题。针对该问题，本文分如下几点进行探讨：①燥热型：其因在于津伤则燥，阴虚则热。而燥热内盛又更伤阴津，治疗必须清泄燥热以护阴，成方可选用白虎汤、增液承气汤。②脾虚型：患者多属痰湿型体质，"三多一少"症状不明显或根本没有，其病因为气郁湿阻，或脾虚不运。治当运脾化湿，主药用苍术、藿香、法半夏、陈皮、厚朴。成方可选藿朴夏苓汤、香砂养胃丸、藿香正气散化裁。③肾虚型：病因多为失治、误治、难治，迁延日久穷及肾命；或禀赋薄弱所致。治疗培元固本、填补肾精、兼调阴阳。供加减的成方诸如六味地黄丸、左归丸、知柏地黄丸、五子衍宗丸、鹿茸丸、肾气丸等。对于难降之高血糖患者，补肾法尤为重要，需持之以恒，坚持服用。④气血虚型：病源于气虚日久，气不生血，或精微久耗，失于滋养。治宜补血益气填精。成方如归脾汤、当归补血汤、十全大补汤。⑤封藏失职型：多由肾虚至极，精气极亏所致，治疗必须标本兼顾，治本在于益肾填精、补养气血，可参前法。治标可选成方金锁固精丸、秘元煎、缩泉丸等。⑥水湿停聚型：病因或瘀血水停，或肾虚不化水液，或痰浊内阻，或气血不足。加减成方可考虑五苓散、五皮饮、真武汤、肾气丸等。⑦瘀滞型：消渴病多气阴两虚为本，于气阴两虚之上易产生瘀血，治疗以活血化瘀为主，兼顾其本。成方用桃红四物汤、丹参饮、补阳还五汤、血府逐瘀汤等化裁。临床上对于那些发现较早、病情较为单纯的患者，可能仅属某一型，治法也易于对应；但对于晚期、病情比较复杂的患者，可能就不能简单地归为某一型或用某一法了，需要根据具体情况参照以上规律灵活处理。

学术年谱

川派中医药名家系列丛书

张发荣

1935 年：出生于重庆北碚。

1957～1963 年：在成都中医学院（今成都中医药大学）学习，并获得中医学士学位。

1963～2005 年：于成都中医学院（今成都中医药大学）从事教学、医疗、科研工作。

1973～1995 年：于成都中医学院附属医院（今成都中医药大学附属医院）担任大内科副主任、主任。

1981～1983 年：担任成都中医学院（今成都中医药大学）教务处副处长。

1982～1983 年：任成都中医学院（今成都中医药大学）中医学基础教研室主任。

1987 年：开始培养中医学硕士研究生。

1990 年：开始培养中医学博士研究生。

1994 年至今：任美国俄勒冈东方医学院客座教授，并于 2010 年被该校授予荣誉博士学位。

2005 年至今：退休后仍在成都中医药大学附属医院治未病中心及内分泌科从事门诊工作。

附录

川派中医药名家系列丛书

张发荣

附 1　张发荣主持研究的科研课题

序号	课题名称	排名
1	中医肾虚证与细胞免疫功能变化关系研究	第一
2	应用仲景学说指导治疗感染性高热研究	第一
3	补肾法对肾虚证双向调节作用研究	第一
4	提高高等中医院校中医专业本科教学质量多因素分析	第一
5	糖复康治疗 2 型糖尿病及 2 型糖尿病脂代谢紊乱的临床与实验研究	第一
6	保真胶囊治疗肾虚证临床与实验研究	第一
7	散寒解热口服液的制备及治疗外感发热证的研究	第二
8	《景岳全书》整理研究	第二

附 2　献计献策

序号	内容
1	1972 年参加全国中医教育工作会议，大会发言提出"理论联系实际，老中青结合，老专家亲自动手参与教材编写"的建议，为后来五版教材的诞生起到了推动作用
2	1979 年参加在北京召开的中华中医药学会第一届全国代表大会，负责组稿和审稿工作，并筹划发起编写《实用中医内科学》
3	1982 年参加研究全国中医教育办学方向的"衡阳会议"，提出"中西并重，重在临床实践"的办学建议
4	数次参加全国中医教材工作会议，提出"发掘文献经典，古为今用"等建议

序号	内容
5	1991 年提出建设"重点学科"设想并力促实施，多方奔走，为成都中医学院（今成都中医药大学）中医内科学成为省级重点学科、中医内分泌学成为国家中医药管理局重点学科、附属医院内分泌科成为"国家糖尿病中医临床研究基地"做出了突出贡献
6	多次向中医药管理部门建议加强中医药文化建设，为"文化强省"战略身体力行，添砖加瓦。建议得到采纳，四川省正筹建中医药文化专业委员会

附 3　历年获得的奖励

1. 应用仲景学说指导治疗感染性高热研究（1991 年四川省科技进步二等奖；四川省中医药管理局科技进步三等奖），第一研究者。

2. 补肾法对肾虚证双向调节作用研究（1992 年四川省中医药管理局科技进步一等奖；四川省科技进步二等奖），第一研究者。

3. 中医肾虚证与细胞免疫功能变化关系研究（1990 年四川省科技进步三等奖），第一研究者。

4. 糖复康治疗 2 型糖尿病及 2 型糖尿病脂代谢紊乱的临床与实验研究（1994 年四川省科技进步三等奖；1996 年成都市科技进步二等奖），第一研究者。

5. 保真胶囊治疗肾虚证的临床与实验研究（1996 年四川省中医管理局科技进步三等奖；成都市科技进步三等奖），第一研究者。

6. 脑力康治疗老年性痴呆的临床与实验研究（1998 年成都市科技进步三等奖），第一研究者。

7. 散寒解热口服液的制备及治疗外感发热证的研究（1994 年四川省科技进步二等奖；四川省中医药管理局科技进步二等奖），第二研究者。

8.《景岳全书》整理研究（1993 年四川省科技进步三等奖），第二研究者。

9. 优糖明中药复方治疗糖尿病视网膜病变的研究（2001 年四川省科技进步一等奖），第七研究者。

10. 提高高等中医院校中医专业本科教学质量多因素分析（1993 年四川省教

委优秀教学成果一等奖），主研之一。

11. 补益肝肾、活血化瘀法防治实验性糖尿病性视网膜病变机理的研究（1996 年成都市科技进步三等奖），主研之一。

12. 1985 年被四川省人民政府授予"四川省劳动模范"称号。

13. 1992 年被中华人民共和国国务院确定为"享受政府特殊津贴专家"。

14. 1998 年被四川省人事厅、卫生厅评为首届"四川省名中医"。

15. 2017 年获评"首届全国名中医"。

参考文献

川派中医药名家系列丛书

张发荣

［1］衡先培，王海松．内科名家张发荣［J］．四川中医，1996（3）：1-3.

［2］乔雪峰．张发荣对糖尿病治法探析［J］．陕西中医学院学报，2000，23（2）：14-15.

［3］张英强．张发荣治疗糖尿病脑病经验［J］．四川中医，2000，18（11）：1-2.

［4］金杰，陈海燕．张发荣治疗糖尿病周围神经病的经验［J］．四川中医，2000,18（6）:1-2.

［5］张英强．张发荣治疗糖尿病用药经验撷英［J］．中医药学刊，2002，20（3）：273-274.

［6］陈忠义，李寅超．张发荣治疗血管性痴呆的经验［J］．福建中医药，2003，34（6）：
　　　19-20.

［7］张英强，任培清．张发荣临证用药经验撮拾［J］．中医药学刊，2004，22（1）：60-61.

［8］陈忠义，张效科．张发荣治疗脑血管病性精神障碍经验［J］．中医杂志，2004,45（8）：
　　　576-577.

［9］王宗勤，张英强．张发荣从结胸证论治肝硬化并发顽固性呃逆2例分析［J］．中医药
　　　学刊，2004，22（12）：2184.

［10］王芬，何华亮．张发荣运用葛根芩连汤治疗糖尿病经验［J］．中医杂志，2005,46（2）：
　　　103.

［11］张效科．张发荣治疗糖尿病临证经验拾萃［J］．山西中医学院学报，2005，6（2）：
　　　39-41.

［12］张效科，宋剑涛．张发荣诊治糖尿病经验点滴［J］．四川中医，2006，24（1）：4-5.

［13］刘舟，张卫华．张发荣治疗糖尿病常用药对举隅［J］．浙江中医药大学学报，2006，
　　　30（6）：592-593.

［14］赵旭，田小平．张发荣治疗糖尿病胃肠动力紊乱经验［J］．中医杂志，2006，47（8）：
　　　581-582.

［15］魏锦慧，杨山．张发荣运用龙胆泻肝汤治疗阳痿经验［J］．山西中医，2008,24（12）:8.

［16］刘骏，陈见坊．张发荣古法发挥治疗中风后遗症经验谈［J］．时珍国医国药，2009，
　　　20（3）：765.

［17］胡波．张发荣治疗甲状腺功能亢进症临证经验［J］．成都中医药大学学报，2014，37
　　　（4）：80-82.

［18］胡波.张发荣治疗甲状腺功能减退症的临床经验［J］.江苏中医药，2014，46（8）:

13-14.

［19］张英强.张发荣学术思想整理研究［D］.成都：成都中医药大学，2003.

［20］胡波.张发荣临床经验与学术思想研究［D］.成都：成都中医药大学，2015.